**Kohlhammer**

René Schubert
Marie-Christin Lender
Christine Asjoma

# Nachhaltigkeitsberichterstattung in Krankenhäusern

**Ein Leitfaden zur Umsetzung und Erfüllung der CSRD**

Verlag W. Kohlhammer

Dieses Werk einschließlich aller seiner Teile ist urheberrechtlich geschützt. Jede Verwendung außerhalb der engen Grenzen des Urheberrechts ist ohne Zustimmung des Verlags unzulässig und strafbar. Das gilt insbesondere für Vervielfältigungen, Übersetzungen, Mikroverfilmungen und für die Einspeicherung und Verarbeitung in elektronischen Systemen.

Die Wiedergabe von Warenbezeichnungen, Handelsnamen und sonstigen Kennzeichen in diesem Buch berechtigt nicht zu der Annahme, dass diese von jedermann frei benutzt werden dürfen. Vielmehr kann es sich auch dann um eingetragene Warenzeichen oder sonstige geschützte Kennzeichen handeln, wenn sie nicht eigens als solche gekennzeichnet sind.

Es konnten nicht alle Rechtsinhaber von Abbildungen ermittelt werden. Sollte dem Verlag gegenüber der Nachweis der Rechtsinhaberschaft geführt werden, wird das branchenübliche Honorar nachträglich gezahlt.

Dieses Werk enthält Hinweise/Links zu externen Websites Dritter, auf deren Inhalt der Verlag keinen Einfluss hat und die der Haftung der jeweiligen Seitenanbieter oder -betreiber unterliegen. Zum Zeitpunkt der Verlinkung wurden die externen Websites auf mögliche Rechtsverstöße überprüft und dabei keine Rechtsverletzung festgestellt. Ohne konkrete Hinweise auf eine solche Rechtsverletzung ist eine permanente inhaltliche Kontrolle der verlinkten Seiten nicht zumutbar. Sollten jedoch Rechtsverletzungen bekannt werden, werden die betroffenen externen Links soweit möglich unverzüglich entfernt.

1. Auflage 2024

Alle Rechte vorbehalten
© W. Kohlhammer GmbH, Stuttgart
Gesamtherstellung: W. Kohlhammer GmbH, Stuttgart

Print:
ISBN 978-3-17-044874-2

E-Book-Formate:
pdf:     ISBN 978-3-17-044875-9
epub:    ISBN 978-3-17-044876-6

# Geleitwort

Als Vorstandsvorsitzender der Deutschen Krankenhausgesellschaft (DKG) freue ich mich, Ihnen dieses Buch zur Nachhaltigkeitsberichterstattung in Krankenhäusern empfehlen zu dürfen. In einer Zeit, in der das Gesundheitswesen einem stetigen Wandel unterworfen ist und immer höhere Anforderungen an Qualität, Effizienz und Verantwortung gestellt werden, sind ein wirkungsvolles Nachhaltigkeitsmanagement und die entsprechende Nachhaltigkeitsberichterstattung zu unverzichtbaren Instrumenten geworden, um diesen Herausforderungen gerecht zu werden.

Krankenhäuser in Deutschland haben eine zentrale Rolle in der medizinischen Versorgung und tragen damit auch eine besondere Verantwortung in der Gesellschaft. Zu dieser Verantwortung gehören die vielfältigen Auswirkungen auf die Umwelt und die Gemeinschaft. Die Verpflichtung zur Nachhaltigkeit ist daher keine Wahl, sondern eine Notwendigkeit auch mit Blick auf den Wettbewerb der Branchen am Arbeitsmarkt um junge und qualifizierte Fachkräfte.

In diesem Buch beschreiben die AutorInnen, wie Krankenhäuser in Deutschland, von großen Universitätskliniken bis hin zu kleinen Grundversorgungskrankenhäusern, ihre Verpflichtung zur Nachhaltigkeit umsetzen können. Sie skizzieren die rechtlichen Rahmenbedingungen und effiziente Möglichkeiten, diesen Verpflichtungen gerecht zu werden. Die Instrumente zur Nachhaltigkeitsberichterstattung, die in diesem Werk vorgestellt werden, sind Beispiele für unsere gemeinsamen Anstrengungen, ökologische und soziale Verantwortung messbar zu machen und transparent darzustellen. Wir hoffen, dass dieses Buch Krankenhäuser unterstützt, ermutigt und inspiriert, das Thema Nachhaltigkeit strukturiert und engagiert anzugehen.

Die Nachhaltigkeitsberichterstattung ist nicht nur ein Mittel zur Einhaltung gesetzlicher Anforderungen, sondern auch ein Bekenntnis zur Transparenz und Rechenschaftspflicht. Sie dient dazu, die Interessen und Bedenken aller Beteiligten, seien es die Beschäftigten im Krankenhaus, die Patienten oder die breitere Öffentlichkeit, zu berücksichtigen.

Viele konkrete Beispiele unterstreichen, wie Krankenhäuser erfolgreich nachhaltige Praktiken in ihre Betriebsabläufe integrieren und gleichzeitig positive Auswirkungen auf die Umwelt und die Gesellschaft erzielen können. Sie zeigen, dass medizinische Exzellenz und soziale Verantwortung Hand in Hand gehen können.

## Geleitwort

Wir hoffen, dass dieses Buch dazu beiträgt, das Bewusstsein für die Bedeutung des Nachhaltigkeitsmanagements zu schärfen und Krankenhäuser in Deutschland dazu ermutigt, dieses Instrument zur Steigerung ihrer sozialen und ökologischen Verantwortung zu nutzen.

Die DKG beglückwünscht die AutorInnen zu diesem Werk. Ihre Arbeit und ihr Engagement sind der Schlüssel zu einer nachhaltigeren und gesünderen Zukunft für unsere Gesellschaft. Die Zukunft des Gesundheitswesens erfordert eine nachhaltige Transformation, und wir sind zuversichtlich, dass dieses Buch dazu beitragen kann, diese Vision zu verwirklichen.

Dr. Gerald Gaß
Vorstandsvorsitzender der Deutschen Krankenhausgesellschaft

# Vorwort

Die vorliegende Publikation entstand im Rahmen eines Projekts der Deutschen Krankenhaus TrustCenter und Informationsverarbeitung GmbH (DKTIG) zur softwaregestützten Umsetzung von Nachhaltigkeitsberichten, das gemeinsam mit der DIGUM GmbH konzipiert wurde. Die Zielsetzung war und ist es, die Krankenhäuser in Deutschland mittels branchenspezifischen Wissens und Werkzeugen zu befähigen, selbstständig Nachhaltigkeitsberichte inklusive Wesentlichkeitsanalysen konform der europäischen CSRD (Corporate Sustainability Reporting Directive) / ESRS (European Sustainability Reporting Standards) zu erstellen.

Die Inhalte werden zu einem Zeitpunkt geschrieben, zu dem die Gesetzgebung zur Nachhaltigkeitsberichterstattung noch in der Entwicklung ist. Wir befinden uns vor der ersten Umsetzungsphase der CSRD/ESRS und sogenannte Übergangsklauseln sollen den Einstieg für Unternehmen erleichtern, die bisher noch keine Nachhaltigkeitsberichterstattung veröffentlicht haben. Darüber hinaus sind unter anderem sektorspezifische Nachhaltigkeitsstandards und einheitliche Prüfungsstandards noch in der Ausarbeitung.

Diese Publikation bietet folglich eine erste Interpretation der Gesetzeslage zur Nachhaltigkeitsberichterstattung. Sie spiegelt die Ergebnisse einer intensiven Projektarbeit und beinhaltet die gewonnenen Erkenntnisse und Erfahrungen aus den Gesprächen mit den Krankenhäusern. Dabei wurde festgestellt, dass neben der Expertise zu den Nachhaltigkeitsthemen Kenntnisse zu den Grundsätzen der Informationserhebung und -darstellung sowie vernetzte und interdisziplinäre Arbeitsweisen für die Erstellung der Berichtsinhalte unbedingt erforderlich sind.

In Ergänzung zu dieser Publikation empfehlen wir für die Erstellung des Nachhaltigkeitsberichtes eine tiefere Auseinandersetzung mit den Gesetzestexten, die den Rahmen dieses Buches sprengen würde. Der ESRS-Kommentar (Freiberg und Lanfermann 2023) bietet dazu eine hilfreiche Aufbereitung.[1]

Die Autoren haben sich an dem Leitsatz orientiert: »Wissen und Erfahrungen vermehren sich, wenn man diese teilt.« Ihr Dank gilt dem Kohlhammer Verlag und den Lektoren Anne Borgböhmer und Jörg Meissner für ihre Unterstützung.

---

1 Freiberg, F., Lanfermann, G. (2023): ESRS-Kommentar. Haufe Verlag, Freiburg

## Vorwort

Dr. Gerald Gaß sei in seiner Funktion als Vorstandsvorsitzender der Deutschen Krankenhausgesellschaft (DKG) für das Geleitwort sowie die ideelle Unterstützung des Projektes gedankt. Besonderer Dank gilt den Landeskrankenhausgesellschaften und der DKG für die fachliche Unterstützung des Gesamtprojektes MEIN NACHHALTIGES KRANKENHAUS.

Danke auch an Sie, die Leser, für Ihr Interesse an dieser Publikation. Es ist uns darüber hinaus daran gelegen, Ihr geschätztes Feedback für die notwendige Weiterentwicklung und Aktualisierung für Folgeauflagen zu erhalten.

Wir wünschen Ihnen eine gute Lektüre.

Leipzig, Berlin, Potsdam im Mai 2024

René Schubert
Marie-Christin Lender
Christine Asjoma

# Auf den Punkt gebracht

### Was wird gefordert?

- Im Rahmen der europäischen Richtlinie CSRD (Corporate Sustainability Reporting Directive) werden alle Unternehmen außer Kleinstunternehmen verpflichtet, eine Nachhaltigkeitsberichterstattung durchzuführen.
- Laut CSRD wird die Pflicht zur Berichterstattung schrittweise von großen zu kleinen Unternehmen (und Krankenhäusern) ausgeweitet. Krankenhäuser, die bereits nach CSR-RUG (CSR-Richtlinie-Umsetzungsgesetz) Bericht erstatten, fallen zuerst in die Pflicht der CSRD.
- Die ESRS (European Sustainability Reporting Standards) legen die erforderlichen Berichtsinhalte fest, die nach allgemeinen Angaben, themenspezifischen und perspektivisch sektorspezifischen Standards unterteilt sind.
- Mit der Durchführung einer Wesentlichkeitsanalyse müssen die Auswirkungen, Chancen und Risiken des Krankenhauses hinsichtlich der Nachhaltigkeitsthemen aus den Bereichen Umwelt, Soziales und Organisationsführung (ESG) betrachtet werden.
- Die Bewertung und Priorisierung der Nachhaltigkeitsaspekte basieren auf einer Betrachtung der Wertschöpfungskette, verschiedener Zeithorizonte und Reichweiten und definieren so die wesentlichen Berichtsinhalte.
- Der Austausch mit den Stakeholdern unter anderem in Kontext politischer Dialoge und der Kredit- und Fördermittelvergabe ist Voraussetzung zur Erstellung der Inhalte der Nachhaltigkeitsberichte nach CSRD/ESRS.

### Warum die Nachhaltigkeitsberichterstattung?

- Sensibilisierung: Unternehmen inklusive Krankenhäuser stehen in einer wechselseitigen Beziehung mit ihrem Umfeld.
- Umgang mit Abhängigkeiten: Krankenhäuser werden von dem natürlichen und sozialen Umfeld beeinflusst und spielen gleichzeitig eine entscheidende Rolle bei der Aufrechterhaltung von langfristig guten Lebensbedingungen in Deutschland.
- Vernetztes Denken und Handeln: Digitalisierung ermöglicht Stakeholderdialoge, die den Austausch und die Zusammenarbeit hinsichtlich der nachhaltigen Entwicklung fördern.

- Neue Lösungsräume: Durch die Auseinandersetzung mit den Nachhaltigkeitsthemen in den ESRS sollen neue Erkenntnisse bezüglich der Herausforderungen und der Umgang mit ihnen ermöglicht werden.
- Erweiterung der Perspektive: Die Berücksichtigung der Doppelten Wesentlichkeit erlaubt eine erweiterte Analyse und rechtzeitigen Umgang mit den Chancen und Risiken, die durch die Betrachtung der Nachhaltigkeitsaspekte sichtbar werden.

**Wie wird die Nachhaltigkeitsberichterstattung umgesetzt?**

- Der Nachhaltigkeitsbericht muss als Teil des Lageberichts von der Geschäftsführung unterschrieben werden.
- Um die erforderliche Interdisziplinarität der nachhaltigen Themen zu berücksichtigen, braucht es ein Team mit Beschäftigen aus unterschiedlichen Bereichen.
- Um die Wesentlichkeit der Auswirkungen, Chancen und Risiken hinsichtlich der Nachhaltigkeitsaspekte methodisch und systematisch bewerten und priorisieren zu können, braucht es einen Dialog mit den Stakeholdern.
- Agile Arbeitsstrukturen, Verantwortliche und Arbeitspakete müssen festgelegt, Weiterbildungen durchgeführt und Anwendungen von unterstützenden Werkzeugen zur Datenerfassung und -eingabe ausgewählt werden.
- Der Austausch zu Best Practices sowie die Zusammenarbeit in Netzwerken und regionalen Verbänden können die Umsetzung der Berichterstattung sowie der eigentlichen nachhaltigen Entwicklung unterstützen.

**Wer muss handeln?**

- Krankenhäuser sollten, selbst wenn sie (noch) nicht direkt von der Regulatorik betroffen sind, rechtzeitig mit den strukturellen Vorbereitungen und der Datenerhebung für die Berichterstattung beginnen.
- Staatliche Institutionen und Behörden, die unter anderem die Fördermittelvergabe steuern und die europäischen Nachhaltigkeitsgesetze umsetzen, werden in Zukunft auch die Ergebnisse der Nachhaltigkeitsberichterstattung in ihre Vergabekriterien aufnehmen.
- Wirtschaftsprüfer, die die Nachhaltigkeitsberichte prüfen, können bei der Erstellung unterstützen.

**Warum jetzt?**

- Die Herausforderungen unserer durch Digitalisierung vernetzten Welt fordern neue Handlungs-, Beobachtungs- und Kontrollmethoden.
- Die Gleichzeitigkeit zahlreicher Transformationsprozesse (wirtschaftliche, ökologische, digitale und soziale) verlangt Anpassung. Der Klima- und demografische Wandel sowie die Veränderungen der Krankheiten sind nur beispielhafte Veränderungen in der Umgebung der Krankenhäuser, die sich wesentlich auf ihren Betrieb auswirken.
- Nachhaltiges Denken kann dazu beitragen, Lösungswege für die zahlreichen, komplexen Herausforderungen zu finden und entsprechende Maßnahmen umzusetzen, die die Zukunftsfähigkeit fördern.
- Die Europäische Union verfolgt Nachhaltigkeitsziele, die eine Neuordnung wirtschaftlicher und gesellschaftlicher Prozesse bedeuten.
- Im Rahmen weiterer Gesetze im Kontext der Nachhaltigkeitsthemen wie dem deutschen Lieferkettensorgfaltspflichtengesetz (und der zukünftigen CSDDD – Corporate Sustainability Due Diligence Directive), dem Gebäudeenergiegesetz, der EU-Taxonomie etc. müssen zahlreiche Nachhaltigkeitsinformationen erfasst und dargestellt werden.

# Inhalt

| | | |
|---|---|---|
| **Geleitwort** | | 5 |
| **Vorwort** | | 7 |
| **Auf den Punkt gebracht** | | 9 |
| **Die AutorInnen** | | 15 |
| **1** | **Nachhaltigkeit in Krankenhäusern** | **17** |
| 1.1 | Entstehungsgeschichte des nachhaltigen Denkens | 19 |
| 1.2 | Kategorisierung der Themen der Nachhaltigkeit | 24 |
| 1.3 | Ausgangslage in den deutschen Krankenhäusern | 27 |
| 1.4 | Nachhaltigkeitsberichterstattungspflicht in den Krankenhäusern | 31 |
| **2** | **Die doppelte Transformation – Nachhaltigkeit braucht Digitalisierung** | **36** |
| 2.1 | Organisationsstrukturen mit Digitalisierung und Nachhaltigkeit | 37 |
| 2.2 | Finanzierung der Transformation | 44 |
| **3** | **Gesetze und Rahmenwerke der Nachhaltigkeit** | **47** |
| 3.1 | Unverbindliche Standards zur Nachhaltigkeitsberichterstattung | 49 |
| 3.2 | Gesetzliche Berichtspflicht | 54 |
| **4** | **Methoden und systematische Prozesse der Nachhaltigkeitsberichterstattung** | **67** |
| 4.1 | Wesentlichkeitsanalyse auf Basis der Doppelten Wesentlichkeit | 68 |
| 4.2 | Stakeholderdialog | 79 |

| 4.3 | Nachhaltigkeitsziele und -maßnahmen | 87 |

## 5 Erstellung und Veröffentlichung des Nachhaltigkeitsberichts — **91**

| 5.1 | Inhalte der Nachhaltigkeitsberichterstattung | 92 |
| 5.2 | Nachhaltigkeitsspezifische Kennzahlen (KPIs) | 110 |
| 5.3 | Veröffentlichung im Lagebericht | 116 |

## Ausblick: Mit Herausforderungen umgehen und Chancen nutzen — **120**

| Dialog und Zusammenarbeit | 121 |
| Finanzierung der nachhaltigen Entwicklung | 121 |
| Nachhaltigkeitsdaten sind richtungsweisend | 122 |

## Begriffe der Nachhaltigkeit — **124**

# Die AutorInnen

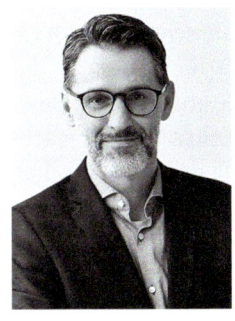

**René Schubert** blickt auf über 30 Jahre Erfahrungen im deutschen Gesundheitswesen zurück. Er war bei verschiedenen Krankenkassen unter anderem im Bereich Krankenhausfallmanagement tätig. Als Fachreferent für Fragen der Krankenhausfinanzierung unterstützte er langjährig die Arbeit der Krankenhausgesellschaft Sachsen.

Seit 2015 trägt er als Geschäftsführer die Verantwortung für die Deutsche Krankenhaus TrustCenter und Informationsverarbeitung GmbH (DKTIG), die sich insbesondere mit den Transformationsprozessen (Digitalisierung und Nachhaltigkeit), Datensicherheit und Datenkommunikation in Krankenhäusern sowie Rehabilitations- und Vorsorgekliniken befasst. Zudem ist er in zahlreichen Gremien auf der Bundes- und Landesebene aktiv. Er studierte berufsbegleitend Betriebswirtschaft mit den Schwerpunkten Wirtschaftsinformatik und Controlling.

Die AutorInnen

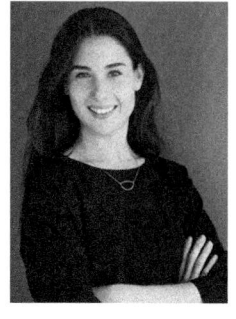

**Marie-Christin Lender** ist zertifizierte Nachhaltigkeitsexpertin (SDG, GRI) mit einem Abschluss im Design Thinking (Advanced-Track am Hasso-Plattner-Institut Potsdam). Sie studierte Kulturwissenschaften und BWL mit Schwerpunkt Nachhaltigkeit an der Leuphana Universität und absolvierte ein Masterstudium in zeitgenössischer Kunstgeschichte an der University of Edingburgh.
Heute arbeitet sie als Beraterin bei der DIGUM GmbH an systemischen Lösungen, die sich auf die nachhaltige, digitale und wirtschaftliche Zukunftsfähigkeit von Unternehmen, Organisationen und Strukturen fokussieren. Zudem ist sie Redakteurin des T4Magazins. Bis 2020 war sie international als Kuratorin und Projektmanagerin im Bereich der zeitgenössischen Kunst tätig. Ihr Fokus lag auf nachhaltigen kuratorischen und künstlerischen Praktiken sowie der thematischen Auseinandersetzung mit gesellschaftlichen Veränderungen und deren konstruktiver Bewältigung.

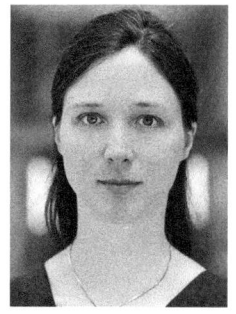

**Christine Asjoma** ist freiberufliche wissenschaftliche Autorin, Redakteurin und Lektorin von Mei Lin Fung (mit Vinton Cerf Gründerin von People Centered Internet). Sie widmet sich dort der Fragestellung, wie die Digitalisierung unsere Organisationsstrukturen beeinflussen sollte, und versteht nachhaltiges Denken als Leitprinzip für die Entwicklung neuer Organisationsmodelle.
Sie studierte Volkswirtschaftslehre an der Technischen Universität Dresden und war Stipendiatin des Promotionskollegs für Soziale Marktwirtschaft der Konrad Adenauer Stiftung.
Sie schreibt geleitet von einem phänomenologischen Weltbild zu einem breiten Spektrum von Themen und ist Mitglied des Vereins für Hochbegabung Mensa e.V.

# 1 Nachhaltigkeit in Krankenhäusern

Krankenhäuser werden gesetzlich verpflichtet, sich mit Nachhaltigkeit auseinanderzusetzen. Nachhaltigkeit bedeutet, vernetzt und langfristig zu denken und zu handeln. Der Begriff stammt aus der Forstwirtschaft, jedoch wandelte sich das Verständnis im Zuge unserer Globalisierung von »Wie können wir auf Basis unserer Lebensweise die Existenz des Waldes sichern?« zu »Wie können unsere Handlungen und unternehmerischen Tätigkeiten so gestaltet werden, dass auch zukünftige Generationen gute Lebensbedingungen vorfinden werden?«. So erhielt Nachhaltigkeit in den letzten Jahren mehr und mehr Aufmerksamkeit als eine Denkweise, um die aktuellen gesellschaftlichen und globalen Herausforderungen anzugehen. Übertragen auf Krankenhäuser heute bedeutet es im ersten Schritt die Identifikation und Bewertung der wesentlichen ökologischen und sozialen Auswirkungen sowie der Themen der Organisationsführung. Krankenhäuser beeinflussen Mensch und Umwelt und sind durch das Auftreten neuer Krankheitsbilder, den Klimawandel, den demografischen Wandel sowie den Wandel gewünschter Arbeitsmodelle direkt von den Veränderungen ihrer Umgebung betroffen. Gleichzeitig haben sie einen entscheidenden Einfluss auf die Gesundheit von Mensch und Natur. Es gibt bereits zahlreiche Bemühungen in den Krankenhäusern, eine nachhaltige Entwicklung voranzutreiben. Strategien, Gestaltungsansätze sowie Aufklärung zur Nachhaltigkeit sind nicht nur Voraussetzung für die Erfüllung der regulatorischen Anforderungen, sondern bieten die Chance, das Krankenhaus im Hinblick auf die kommenden Herausforderungen zukunftsfähig aufzustellen.

**Leitfragen zur Umsetzung**

- Was bedeutet nachhaltiges Denken heute und welche Aspekte umfasst es?
- Welcher Handlungsdruck besteht und inwiefern muss Vorsorge getroffen werden?
- Wie kann Bewusstsein geschaffen werden und welche Handlungsfelder müssen in Krankenhäusern beachtet werden?
- Sind die Besonderheiten des Gesundheitssektors im Kontext der Nachhaltigkeit bekannt?

## 1 Nachhaltigkeit in Krankenhäusern

Die Welt, in der wir leben, ist so vernetzt wie nie zuvor. Wir handeln nicht nur global, sondern können die Auswirkungen unseres Handelns genauer als je zuvor nachvollziehen. Dies führt uns vor Augen, wie abhängig wir voneinander und von der Natur sind. Dieses Bewusstsein für die gegenseitige Beeinflussung lässt uns eine Vielzahl von globalen Möglichkeiten und Herausforderungen wahrnehmen. Uns werden gleichzeitige große Krisen, sogenannte Stapelkrisen, präsent. In die Gruppe dieser Stapelkrisen fallen u. a.

- geopolitische Spannungen durch Kriege und Konflikte,
- Energie- und Ressourcenverknappung,
- Folgen von Extremwetterereignissen und Klimaveränderungen,
- Migrationsbewegungen,
- Inflation,
- rasante technologische Entwicklungen und Sprunginnovationen und
- demografischer und sozialer Wandel.

Die Koexistenz dieser sich gegenseitig beeinflussenden Krisen bildet ein komplexes Handlungsfeld – auch für Krankenhäuser. Bisherige statische Problemlösungsansätze erzielten zur Bewältigung dieser Herausforderungen im Zusammenhang mit diesen Krisen nicht die gewünschte Wirkung. Nachhaltigkeit erkennt die Abhängigkeiten in der vernetzten Welt an und berücksichtigt die Konsequenzen des eigenen Handelns auf die Umgebung. So bietet nachhaltiges Denken das Potenzial, eine notwendige Transformation zur Anpassung an die sich verändernden Bedingungen zu gestalten.

Grundsätzlich gilt, dass wir Menschen nur verantwortungsvoll agieren können, wenn wir die Auswirkungen unseres Handelns beobachten und wahrnehmen können. Mit der schnell voranschreitenden Globalisierung entstand in der Vergangenheit genau darin ein Dilemma. Die wahrnehmbare Weite der Handlungsauswirkungen auf Mitmenschen, auf zukünftige Generationen und auf die Umwelt erhöhte sich deutlich schneller, als sich die Handlungsmechanismen anpassen konnten.

## 1.1 Entstehungsgeschichte des nachhaltigen Denkens

Unsere globale Vernetzung begann wohl mit der industriellen Revolution, deren erste Welle Mitte des 18. Jahrhunderts in England begann. Die Erfindung der Eisenbahn vernetzte Städte und Regionen über zuvor nur schwer zu überwindende Entfernungen. Bezüglich unserer Weltwahrnehmung hatte diese Revolution drei Auswirkungen:

- Erstens konnten sich Ideen schneller verbreiten und Denkweisen konnten sich über weite Entfernungen hinweg angleichen,
- zweitens erweiterte sich das Blickfeld der Menschen, da sie Entferntes leichter beobachten konnten, und
- daraus ergab sich drittens, dass Handlungen weitreichendere Auswirkungen hatten und diese Auswirkungen wahrgenommen werden konnten.

Im gleichen Ausmaß, wie sich unsere Wahrnehmung und Reichweite ausdehnte, fokussierte sich ein Bereich der Forschung – als wäre es ein Gegengewicht dazu – auf die Unterteilung der Welt in ihre Einzelteile und deren Vielfalt. Mitte des 18. Jahrhunderts begann zum Beispiel Carl von Linné mit der Entwicklung der botanischen und zoologischen Taxonomie, die die Grundlage für die Erfassung unserer Artenvielfalt ist, der **Biodiversität.** Inzwischen sind unsere Messverfahren so genau, dass wir die Entwicklung der Biodiversität und ihre Auswirkungen auf Mensch, Umwelt und Wirtschaft und vice versa nachverfolgen können.

Ebenfalls zu Beginn des 18. Jahrhunderts etablierte sich der Begriff der Nachhaltigkeit in der Forstwirtschaft. Hans Carl von Carlowitz definierte diesen 1713 in seiner Sylvicultura Oeconomica. Förster beobachteten den Einfluss ihres Handelns auf die Natur und ergriffen Maßnahmen, die den Fortbestand des Waldes und die zukünftigen Erträge daraus sicherten. Sie erkannten, dass der gesamte Lebensraum in Form eines vernetzten Ökosystems einbezogen werden muss, um die Ressourcen in ausreichendem Maß zu schützen.

Ohne die Bedeutung zahlreicher Geschichtsereignisse nach der industriellen Revolution zu schmälern, sind die Weltkriege und deren Aufarbeitung als prägend für den Begriff der Nachhaltigkeit zu erwähnen. Durch den technischen Fortschritt hatte sich die Reichweite des Handelns so weit erhöht, dass die Auswirkungen eines Handelnden auf Mensch und Umwelt vom Handelnden entkoppelt wurden. Die Gräueltaten der Weltkriege zeigten die Auswirkungen dieser Entkopplung von Täter und Opfer durch die Technik.

In der Reflexion der Weltkriege ging es folglich um die Frage, wie trotz der Entkopplung Handelnden die Verantwortung für ihr Handeln bewusst gemacht werden kann. Die Diskussion dazu orientierte sich an drei Leitfragen:

- Wie sichern wir den Frieden?
- Wie sichern wir das Wohlbefinden aller Menschen?
- Wie schützen wir unseren Lebensraum?

Als eine Reaktion und zur weiteren Beantwortung dieser Fragen kam es in der Nachkriegszeit zur Gründung internationaler Vereinigungen wie der **Vereinten Nationen (UN)** und der **Organisation für wirtschaftliche Zusammenarbeit und Entwicklung (OECD)**. Dabei formierte sich in den 1960er-Jahren die internationale Entwicklungspolitik, die im Wohle der Menschheit Benachteiligten finanzielle Mittel aus den Industrienationen zur Verfügung stellte. Wohlbefinden und Frieden sollten gesichert werden, indem alle am ungleich verteilten Wohlstand aus den technischen Errungenschaften teilhaben.

Auch die Umweltschutzbewegung formierte sich zur selben Zeit. 1971 kam es zur Gründung von Greenpeace. Umweltschutz und Entwicklungspolitik wurden im Rahmen der Leitfragen immer häufiger zusammengedacht. Dabei löste sich der Begriff der Nachhaltigkeit aus dem Umweltkontext und wurde zum Schlagwort für Verantwortungsbewusstsein gegenüber der heutigen und zukünftigen Menschheit.

> **Nachhaltig** ist eine Entwicklung, »*die den Bedürfnissen der heutigen Generation entspricht, ohne die Möglichkeiten künftiger Generationen zu gefährden, ihre eigenen Bedürfnisse zu befriedigen und ihren Lebensstil zu wählen.*« (Lexikon der Nachhaltigkeit nach dem Brundtland-Bericht)

In diesem Zusammenhang sind einige wegweisende Initiativen zu nennen:

- Der **Club of Rome** setzt sich für die interdisziplinäre Entwicklung nachhaltiger Lösungskonzepte ein. Der Club ist unter anderem für seinen 1972 erschienenen Bericht »Grenzen des Wachstums« bekannt. In einer begrenzten Welt sei kein unbegrenztes Wachstum möglich, ist die These des Berichts.

- Der **Brundtland-Bericht** von 1987 mit dem Titel »Unsere gemeinsame Zukunft« wurde von der Weltkommission für Umwelt und Entwicklung der Vereinten Nationen (»Brundtland-Kommission«) veröffentlicht und ist unter anderem für seine über den Umweltschutz hinausgehende Definition von Nachhaltigkeit bekannt.
- 1992 fand die **Konferenz der Vereinten Nationen zu Umwelt und Entwicklung (UNCED)** in Rio de Janeiro statt. Es war die erste große internationale Konferenz, die Umwelt und Entwicklung integrierte. An ihr nahmen neben Staatsvertretern auch Vertreter von über hundert Nichtregierungsorganisationen teil. Aus ihr ging das globale Handlungsprogramm der UN für das 21. Jahrhundert, die **Agenda 21**, hervor. Diese war Vorbild der lokalen Agenda 21, die auf regionaler Ebene mit dem Motto »Global denken – lokal handeln!« Umsetzung fand.
- Die **Enquête-Kommission des deutschen Bundestags zum Schutz des Menschen und der Umwelt** veröffentlichte 1998 den Bericht »Ziele und Rahmenbedingungen einer nachhaltig zukunftsverträglichen Entwicklung« (Dt. Bundestag). Darin wird die Gleichgewichtung der ökologischen, sozialen und ökonomischen Ziele formuliert und wirtschaftliche Stabilität, Zukunftsfähigkeit sowie Umweltgerechtigkeit mit Nachhaltigkeit in Verbindung gebracht.

Über die Jahre geriet die Entwicklungspolitik immer stärker in die Kritik. Was zum Wohle der Menschheit sei, wurde Top-down ohne den Einbezug des Wissens der Menschen, die Hilfe erhielten, entschieden. Aufgrund fehlenden Wissens über die Strukturen in der Förderregion versandete viel Geld in uneffektiven Projekten.

Zur Jahrtausendwende etablierte sich in der internationalen Politik eine neue Strategie: Förderung in so einem weitreichenden Ausmaß könne nur effizient sein, wenn sie dezentral unter Einbezug des Wissens und der Umsetzungsbeteiligung der Betroffenen stattfindet. Die internationalen Vereinigungen sahen ihre Rolle in der Vernetzung, Zieldefinition und Organisationsunterstützung der Betroffenen. Man könnte diesen Ansatz »Hilfe zur Selbsthilfe« nennen und spricht in diesem Zusammenhang auch von dem Wandel kostspieliger **Top-down-Politik** hin zu **Bottom-up-Politik.**

Eine ähnliche Organisationsstrategie hatte sich seit der Nachkriegszeit auch in der Digitalwirtschaft erfolgreich etabliert. Im Silicon Valley herrscht eine Kultur des agilen, interdisziplinären, zielorientierten Arbeitens ohne starre Hierarchien. Bekannt geworden ist der Ansatz unter anderem durch die Unternehmensführungsstrategien von Hewlett-Packard, dem ersten großen Start-up des Silicon Valleys. Der sogenannte »HP Way« kennzeichnet sich durch informelle Hierarchien, Teamarbeit in autonomen Teams und die Verknüpfung von Forschung und Geschäftstätigkeit. Die nötigen unternehmerischen Methoden zur Nachhaltigkeitsberichterstattung orientieren sich daran (▶ Kap. 2).

Eine wesentliche Rolle bei dem Wandel von Top-down- zu Bottom-up-Politik spielte der damalige UN-Generalsekretär Kofi Annan. Er appellierte an die Selbstverpflichtung von Wirtschaftsunternehmen zur gemeinsamen Zielerreichung mit Staaten und Nichtregierungsorganisationen. In seiner Rede 1999 vor dem Weltwirtschaftsforum rief er die Unternehmen dazu auf, sich zusammenzutun, um die globale Wirtschaft sozialer und ökologischer zu gestalten. Es kam zur Gründung des **UN Global Compacts** zwischen Unternehmen und der UN. Dieser Compact definiert zehn Prinzipien, zu denen sich ihre freiwilligen institutionellen und unternehmerischen Unterzeichner verpflichten. Die Prinzipien sind:

- Anerkennung der Menschenrechte
- Vermeidung von Menschenrechtsverletzungen
- Recht auf Gewerkschaften
- Keine Zwangsarbeit
- Keine Kinderarbeit
- Vermeidung von Diskriminierung in Bezug auf die Beschäftigung und den Beruf
- Vorsorge gegen Umweltgefährdungen
- Förderung des Umweltbewusstseins
- Entwicklung umweltfreundlicher Technologien
- Keine Korruption

Im Rahmen dieses Compacts definierten 2004 die UN zusammen mit internationalen Finanzinstitutionen die Bereiche der Nachhaltigkeit – Umweltschutz, Soziales und Organisationsführung (**ESG**). In dem Bericht »**Who Cares Wins**« konstatierten sie, dass Unternehmen, die diese drei Bereiche in ihre Investitionsentscheidungen einbeziehen, kompetitiv besser dastehen werden. Deshalb empfahlen sie, Nachhaltigkeitskriterien in allen Bereichen der Wirtschaft Beachtung zu schenken.

> Die **ESG**-Kriterien (Environmental, Social, Governance) unterteilen Nachhaltigkeit in die Verantwortungsbereiche Umwelt, Soziales und Organisationsführung.

## 1.1 Entstehungsgeschichte des nachhaltigen Denkens

Dabei umfasst

- **»E« (Environmental)** die Betrachtung der Umweltressourcen, Klimarisiken und Biodiversität,
- **»S« (Social)** den Einbezug von sozialen Belangen wie Bildung, Chancengleichheit, Gerechtigkeit, Frieden, Gesundheit, Recht auf Deckung der Grundbedürfnisse und
- **»G« (Governance)** die Leitungsfunktion oder das Management der Wirkungen und Auswirkungen der wirtschaftlichen, ökologischen und sozialen Aspekte.

Über die Wirkung und den Erfolg des UN Global Compacts wird in der wissenschaftlichen Literatur gestritten. Dennoch gilt er als Wendepunkt hin zu internationaler Bottom-up-Politik.

Um die neue große Menge an Politikbeteiligten der Bottom-up-Politik zu koordinieren, waren klare Zielvorgaben, mit denen sich alle identifizieren können, notwendig. Im Jahr 2000 wurden die **Millennium Development Goals (MDGs)** formuliert. Die acht Ziele, drei davon aus dem Bereich Gesundheit, waren noch stark vom Fokus der Entwicklungspolitik geprägt und sollten bis 2015 Leitlinie sein. 2015 wurden die bis 2030 zu erreichenden 17 **Sustainable Development Goals (SDGs)** angeschlossen (▶ Abb. 1.1). Die SDGs können als Versuch gewertet werden, die immerwährenden Bedürfnisse der Menschen für ein würdevolles Leben heute und für die Zukunft zu definieren.

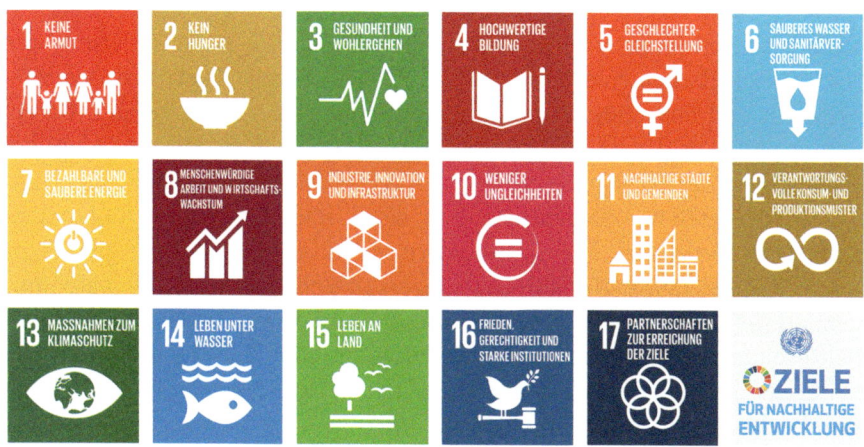

**Abb. 1.1:** Die 17 SDGs im Überblick (Die Bundesregierung 2023)

… 1 Nachhaltigkeit in Krankenhäusern

> Die Sustainable Development Goals (SDGs) der UN sind eine internationale Einigung auf Ziele nachhaltiger Entwicklung, die bis in das Jahr 2030 umgesetzt sein sollen. Die SDGs definieren Themenkomplexe, die dafür nötig sind, der Menschheit dauerhaft ein würdevolles Leben auf unserem Planeten zu sichern. Sie decken ein breites Spektrum an Themen wie Armutsbekämpfung, Gesundheit, Bildung, Klima- und Umweltschutz ab. Alle Ziele werden gleich gewertet und sind universell gültig, das heißt, sie sind anwendbar in allen Bereichen des gesellschaftlichen Lebens. Sie lassen sich in fünf Kategorien aufteilen:
>
> - **Menschen (People)** – Armut und Hunger bekämpfen, Würde und Gleichheit in einer gesunden Umwelt für alle
> - **Planet** – Schutz der Umwelt und Ressourcen für zukünftige Generationen
> - **Wohlstand (Prosperity)** – Wirtschaftlicher, sozialer und technischer Fortschritt mit Rücksicht auf unsere Umgebung
> - **Frieden (Peace)** – Frieden in der Gesellschaft
> - **Partnerschaft (Partnership)** – Globale Partnerschaft und globale Solidarität

## 1.2 Kategorisierung der Themen der Nachhaltigkeit

Nachhaltigkeit umfasst ein breites Themenfeld. Die Kategorisierung der Nachhaltigkeitsthemen orientiert sich vor allem an zwei Systemen: den ESG-Kriterien und den SDGs. Beide Formen der Kategorisierung können Unternehmen und Krankenhäusern im Speziellen als Rahmen dienen, um sich selbst im Rahmen der Nachhaltigkeit einordnen zu können. Die Befassung und Auseinandersetzung mit den SDGs hilft dabei, Handlungsfelder zu erkennen und die Beziehung zu den Stakeholdern zu stärken. Inzwischen gibt es zu jedem der SDGs eine Vielzahl von Konzepten und Best-Practice-Empfehlungen, an denen sich Krankenhäuser orientieren können, wenn sie ihr Nachhaltigkeitsmanagement aufbauen. Im Folgenden sind die SDGs nach den ESG-Kriterien aufgegliedert und durch Themenbeispiele beschrieben, die für Krankenhäuser relevant sein können.

## Beispiele für Handlungsansätze der ökologischen Nachhaltigkeit (▶ Abb. 1.2)

- $CO_2$-Messung und Reduktion der Treibhausgase
- Verantwortungsvolle Nutzung von Trinkwasser
- Förderung der Biodiversität
- Nachhaltiges Bauen und Energieeinsparungen
- Reduktion beziehungsweise Vermeidung von Abfall und verantwortungsvolle Abfallentsorgung
- Verwendung von »sauberer« Energie
- Achtsamer Umgang mit fossilen Ressourcen
- Recycling

 Verfügbarkeit und nachhaltige Bewirtschaftung von Wasser und Sanitär-versorgung für alle gewährleisten.

 Zugang zu bezahlbarer, verlässlicher, nachhaltiger und moderner Energie für alle sichern.

 Städte und Siedlungen inklusiv, sicher, widerstandsfähig und nachhaltig gestalten.

 Nachhaltige Konsum- und Produktionsmuster sicherstellen.

 Umgehend Maßnahmen zur Bekämpfung des Klimawandels und seiner Auswirkungen ergreifen.

 Ozeane, Meere und Meeresressourcen im Sinne nachhaltiger Entwicklung erhalten und nachhaltig nutzen.

 Landökosysteme schützen, wiederherstellen und ihre nachhaltige Nutzung fördern, Wälder nachhaltig bewirtschaften, Wüstenbildung bekämpfen, Bodendegradation beenden und umkehren und dem Verlust der Biodiversität ein Ende setzen.

**Abb. 1.2:** Ökologische Nachhaltigkeit in den SDGs (Global Compact Netzwerk Deutschland 2015, eigene Zusammenstellung)

## Beispiele für Handlungsansätze der sozialen Nachhaltigkeit (▶ Abb. 1.3)

- Faire Bezahlung der Beschäftigten
- Förderung des physischen und psychischen Wohlbefindens der Beschäftigten während der Arbeit
- Flexible Arbeitszeiten und -orte, Kinderbetreuung etc.
- Dialogformate und Mitbestimmung bei Veränderungsprozessen
- Förderung von Fort- und Weiterbildungen
- Arbeitsschutz und Arbeitssicherheit

1 Nachhaltigkeit in Krankenhäusern

- Umweltverschmutzungen vermeiden, die die Gesundheit der Menschen gefährden
- Gleichstellung und Chancengerechtigkeit
- Sicherstellung der Zukunftsfähigkeit des Arbeitgebers und damit der Arbeitsplätze
- Vermeidung von Kinderarbeit und Diskriminierung in den Lieferketten
- Vermeidung von Geldwäsche und Korruption in den Lieferketten

 Armut in jeder Form und überall beenden.

 Dauerhaftes, inklusives und nachhaltiges Wirtschaftswachstum, produktive Vollbeschäftigung und menschenwürdige Arbeit für alle fördern.

 Den Hunger beenden, Ernährungssicherheit und eine bessere Ernährung erreichen und eine nachhaltige Landwirtschaft fördern.

 Ungleichheit in und zwischen Ländern verringern.

 Ein gesundes Leben für alle Menschen jeden Alters gewährleisten und ihr Wohlergehen fördern.

 Städte und Siedlungen inklusiv, sicher, widerstandsfähig und nachhaltig gestalten.

 Inklusive, gerechte und hochwertige Bildung gewährleisten und Möglichkeiten lebenslangen Lernens für alle fördern.

 Friedliche und inklusive Gesellschaften für eine nachhaltige Entwicklung fördern, allen Menschen Zugang zur Justiz ermöglichen und leistungsfähige, rechenschaftspflichtige und inklusive Institutionen auf allen Ebenen aufbauen.

 Geschlechtergleichstellung erreichen und alle Frauen und Mädchen zur Selbstbestimmung befähigen.

 Umsetzungsmittel stärken und die globale Partnerschaft für nachhaltige Entwicklung mit neuem Leben erfüllen.

**Abb. 1.3:** Soziale Nachhaltigkeit in den SDGs (in Anlehnung an Global Compact Netzwerk Deutschland 2015, eigene Zusammenstellung)

## Beispiele für Handlungsansätze der Nachhaltigkeit in der Organisationsführung (▶ Abb. 1.4)

- Prozesse effektiver und effizienter gestalten
- Energie- und Ressourcenverbrauch senken
- Reduktion von Risiken und Erhalt der Zukunftsfähigkeit der Versorgungssicherheit
- Verantwortungsvoller internationaler Handel
- Technologiepartnerschaften
- Eine gute Infrastruktur fördern

1.3 Ausgangslage in den deutschen Krankenhäusern

 Zugang zu bezahlbarer, verlässlicher, nachhaltiger und moderner Energie für alle sichern.

 Dauerhaftes, inklusives und nachhaltiges Wirtschaftswachstum, produktive Vollbeschäftigung und menschenwürdige Arbeit für alle fördern.

 Eine widerstandsfähige Infrastruktur aufbauen, inklusive und nachhaltige Industrialisierung fördern und Innovationen unterstützen.

 Städte und Siedlungen inklusiv, sicher, widerstandsfähig und nachhaltig gestalten.

 Nachhaltige Konsum- und Produktionsmuster sicherstellen.

 Friedliche und inklusive Gesellschaften für eine nachhaltige Entwicklung fördern, allen Menschen Zugang zur Justiz ermöglichen und leistungsfähige, rechenschaftspflichtige und inklusive Institutionen auf allen Ebenen aufbauen.

 Umsetzungsmittel stärken und die globale Partnerschaft für nachhaltige Entwicklung mit neuem Leben erfüllen.

**Abb. 1.4:** Ökonomischen Nachhaltigkeit in den SDGs (in Anlehnung an Global Compact Netzwerk Deutschland 2015, eigene Zusammenstellung)

## 1.3 Ausgangslage in den deutschen Krankenhäusern

Krankenhäuser sind besonders gefordert, sich mit den Themenfeldern der Nachhaltigkeit auseinanderzusetzen, da sie eine entscheidende gesamtgesellschaftliche Verantwortung tragen. Sie nehmen eine zentrale Rolle bei der stationären, ambulanten und notfallmedizinischen Versorgung der Bevölkerung ein. Auch das Handeln der Krankenhäuser und das Einflussfeld der Umgebung der Krankenhäuser auf sie selbst lässt sich nach den ESG-Kriterien aufgliedern. Mithilfe der SDGs lassen sich schnell aktuelle Themen in einem Krankenhaus identifizieren. Im Folgenden wird die aktuelle Situation der Krankenhäuser in Bezug auf die ESG-Themen dargestellt.

### Ökologische Nachhaltigkeit im Krankenhaus

Der Klima- und Umweltschutz wird auch in Krankenhäusern durch Maßnahmen wie die Reduktion von $CO_2$-Emissionen, die Kontrolle des Energieverbrauchs, den Umgang mit Transportmitteln und ein effektives Abfallmanagement immer wichtiger. Denn klar ist, dass der Gesundheitssektor starke Auswirkungen auf die Umwelt hat. Er ist für 5,2 % der Gesamtemissionen verantwortlich (Health Care Without Harm 2019). Beispielsweise fielen für ein Krankenhausbett 2019 in Deutschland 1,4 Tonnen Abfall jährlich an und damit dreimal so viel wie für eine Person im Privathaushalt. Pro Bett und Tag entstanden 311 Liter Wasserverbrauch. (DKI 2022)

Ein Großteil der Krankenhäuser befasst sich aufgrund gesetzlicher Auflagen bereits mit ökologischen Themen. Beispielsweise sind in der Abfallentsorgung seit vielen Jahren Grenzwerte einzuhalten und bestimmte Vorgaben an technischen Anlagen umzusetzen.

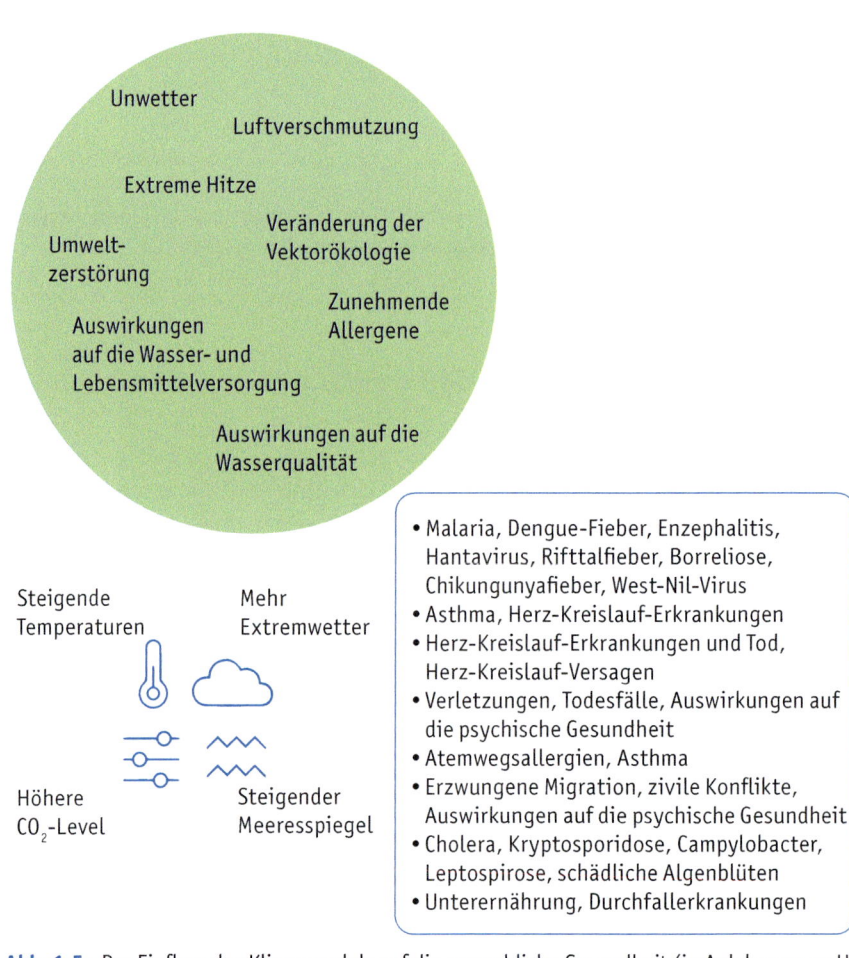

**Abb. 1.5:** Der Einfluss des Klimawandels auf die menschliche Gesundheit (in Anlehnung an US Center for Disease Control and Prevention: Impact of Climate Change on Human Health, 2022)

Vice versa beeinflusst die Umwelt die Situation der Krankenhäuser. Der Klimawandel stellt Krankenhäuser vor neue Herausforderungen. Extremes

Wetterverhalten, Temperatur- und Meeresspiegelanstieg und die Luftverschmutzung verändern ganze Ökosysteme und können dadurch das Auftreten von neuen Krankheitsbildern verursachen (▶ Abb. 1.5). Daraus resultieren neue Herausforderungen für Gesundheitssysteme und Krankenhäuser.

Es müssen eine Reaktion auf die Veränderungen in der Umwelt gefunden und gewisse Vorsorgen getroffen werden. Pläne für die Klimaanpassung, Behandlungsmethoden für neue Krankheiten, Neuausrichtung auf verschobene Patientenhauptgruppen etc. verlangen eine Veränderung aus der Organisation heraus.

Ein Beispiel für eine Klimaanpassung sind bundesweit einheitlich abgestimmte Hitzeschutzpläne. Derartige Pläne sollten Akteure im Gesundheitswesen vorbereiten, damit im Falle einer starken und anhaltenden Hitzewelle die Versorgungsketten gesichert sind und die Zusammenarbeit zwischen den Beteiligten belastbar funktioniert. Hitzeschutz umfasst auch das Angebot einer sicheren und zur Genesung klimatisch angenehmen Umgebung für Patienten zum Beispiel über eine geeignete Gebäudeinfrastruktur. Außerdem ist die Qualität der Behandlung von dem sicheren und klimatisch angenehmen Arbeitsumfeld der Beschäftigten abhängig (Aktionsbündnis Hitzeschutz Berlin 2023).

**Soziale Nachhaltigkeit im Krankenhaus**

In vielen Städten, Landkreisen und Kommunen sind Krankenhäuser die größten Arbeitgeber. Gemäß dem Statistischen Bundesamt gab es 2022 in Deutschland in den Krankenhäusern ca. 960.000 Beschäftigte. Damit tragen Krankenhäuser eine hohe gesellschaftliche Verantwortung. Verantwortung bedeutet Potenzial, einen signifikanten Beitrag zur nachhaltigen Entwicklung zu leisten. Das Krankenhaus ist auch ein Aus- und Weiterbildungsort sowie Forschungsstätte und darüber hinaus ein integrativer Ort, an dem alle Gesellschaftsschichten zusammentreffen.

Viele Krankenhäuser haben bereits Initiativen im Bereich der sozialen Nachhaltigkeit und steigern damit ihre Arbeitgeberattraktivität. Im Klinikreport des Deutschen Krankenhausinstitutes werden am häufigsten Maßnahmen zur Förderung des respektvollen Umgangs von Beschäftigten untereinander sowie mit etwas Abstand die Gesundheitsförderung der Beschäftigten genannt. Auch die Förderung von Diversität und Inklusion, die Personalentwicklung sowie Maßnahmen zur Förderung der Vereinbarkeit von Familie und Beruf sind relevante Aspekte für Krankenhäuser. Ein weiteres Handlungsfeld könnte der bisher geringe Umsetzungsgrad der Digitalisierung zur Erleichterung von Arbeitsprozessen und der altersgerechten Arbeitsgestaltung sein (DKI 2024).

Eine wichtige Säule der sozialen Nachhaltigkeit ist ein gesundes Vertrauensverhältnis zwischen Patienten und Krankenhaus. Diesbezüglich ist der Datenschutz, besonders wegen der Sensibilität von Patientendaten, von großer Bedeutung, aber auch Gleichbehandlung, Chancengleichheit sowie eine ausgewogene Verteilung der Geschlechter und der Nationalitäten. Maßnahmen und Projekte im Rahmen der nachhaltigen Entwicklung können einen konkreten Rahmen bieten, um einen entsprechenden Umgang mit diesen Themen zu finden. Maßnahmen wie z. B. Aktionen zur finanziellen Unterstützung von in Not geratenen Beschäftigten, Fördervereine und Spendenkonten zugunsten verschiedener Patientengruppen werden bereits in einigen Krankenhäuser initiiert (DKI 2024).

Die Krankenhäuser sind von sozialen Veränderungen in ihrer Umgebung betroffen, die sie vor Herausforderungen stellen. Der demografische Wandel in Deutschland wirkt sich zum einen in Form von immer mehr älteren Patienten aus, die behandelt werden müssen. Anderseits stehen ärztliche und pflegerische Fachkräfte nicht mehr in ausreichendem Maße zur Verfügung. Der Fachkräftemangel führt zu einer höheren Arbeitsbelastung und wird teilweise durch eine steigende bürokratische Belastung des Personals verstärkt. Hinzu kommt, dass sich durch den gesellschaftlichen und technischen Wandel die Wünsche der Arbeitnehmer zu Arbeitsmodellen verändern. Verschiedene Berufsbilder im Krankenhaus fordern zunehmend flexiblere Arbeitszeitmodelle, was wiederum zu einem Mehrbedarf an Personal führt.

**Nachhaltige Unternehmensführung im Krankenhaus**

Je nachhaltiger und damit langfristig effizienter die Organisationsstrukturen im Krankenhaus funktionieren, desto mehr Patienten können passgenau behandelt und geheilt werden, ohne dass dies die finanziell nötigen Ressourcen in unerschwingliche Höhen treibt und die Belegschaft, die Umwelt und andere Interessengruppen des Krankenhauses darunter leiden.

Auf Krankenhäuser kommen in Bezug auf ihre Organisationsstrukturen vor allem aus zwei Bereichen Herausforderungen zu. Projekte der sozialen und ökologischen Nachhaltigkeit können nicht über die Entgelte für Krankenhausleistungen refinanziert werden. Zum einen sind ihre finanziellen Ressourcen stark begrenzt, gemessen an dem Aufgabenpensum, das sie bewerkstelligen sollen. Krankenhäuser spüren die Komplexität der ordnungspolitischen Rahmenbedingungen und die damit einhergehende stetige Unterfinanzierung bei den Investitionen im Verantwortungsbereich der Bundesländer (▶ Kap. 2.2).

Zum anderen können sich Krankenhäusern wie auch alle anderen Bereiche der Gesellschaft den neuen Möglichkeiten der **Digitalisierung** nicht verschließen. Sie birgt langfristig viele Vorteile, die kurzfristig einen immensen Kraftakt der Umsetzung bedeuten und eine ungewöhnliche Offenheit für Neues voraussetzen. Wenn Krankenhäuser zu lange zögern, sich diese Vorteile zu eigen zu machen, werden sie merken, wie die Erwartungen der Gesellschaft an sie diesbezüglich unangenehm steigen werden, da andere Krankenhäuser der Gesellschaft schon vorleben, wie es auch gehen kann.

Dieser Erwartungsdruck auf die Krankenhäuser, digitale Strukturen aufzubauen, steigt auch aufgrund der neuen gesetzlichen Berichtspflichten. Es gibt mehrere Berichtspflichten, die Krankenhäuser betreffen (▶ Kap. 3.2). Einige der zu berichtenden Daten können für mehrere Audit- und Berichtsformate zugleich verwendet werden. Ein prominentes Beispiel ist die Überschneidung des deutschen **Lieferkettensorgfaltspflichtengesetzes** (LkSG) mit der europäischen Pflicht zur Nachhaltigkeitsberichterstattung. Das LkSG sorgt für sichere und transparente Lieferketten. Teile der Inhalte aus diesem Berichtsformat sind auch im Nachhaltigkeitsbericht abzubilden. Deshalb sollte eine grundlegende Analyse bereits bestehender Datenmanagementsysteme durchgeführt werden, um ineffiziente Doppelstrukturen zu vermeiden.

## 1.4 Nachhaltigkeitsberichterstattungspflicht in den Krankenhäusern

Für diese Berichtspflichten müssen detaillierte Daten aus allen Bereichen des Krankenhauses zusammengetragen werden – teils müssen sie neu erhoben werden. Es müssen sichere Datenübertragungs- und Datenspeicherkonzepte entwickelt und die Daten müssen kompetent ausgewertet werden, um zusammen mit den Betroffenen Handlungsbedarfe zu identifizieren. Hierfür bedarf es im Krankenhaus einer entsprechenden Organisationsstruktur.

Auch für den Gesundheitssektor sind effiziente und ressourcensparende Datenspeicherung und -zugänge wichtige Aspekte einer nachhaltigen Digitalisierung. Digitale Daten werden über Clouds verfügbar gemacht. Der Betrieb der Clouds und die Datenanfragen an die Cloud kosten Strom, Kühlung und Wasser. Es ist schon bei der Anlage der Clouds ratsam, sich Gedanken zur

Datensparsamkeit zu machen. Wie können Redundanzen in der Datenspeicherung vermieden werden? Wie können die Datenabfragen über mehrere Server hinweg geringgehalten werden? Wird beispielsweise ein Patient in ein anderes Krankenhaus verlegt, sollte seine digitale Akte mitreisen, damit nicht zahlreiche Datenanfragen an das ursprüngliche Krankenhaus gestellt werden müssen.

Eine nachhaltige Organisationsstruktur bedarf gut kommunizierter Leitlinien für das gesamte Krankenhaus. Bereits heute etablieren eine Vielzahl von Krankenhäusern Compliance-Regeln, Vorgaben für Lieferantenbeziehungen oder verschiedene Meldesysteme, die nach innen und außen kommuniziert werden und damit zur Transparenz der Organisationsstruktur des Krankenhauses beitragen. In der Kommunikation sollte im Feedback mit den Stakeholdern geprüft werden, ob es Verständnis für die Vorgaben gibt bzw. wie dieses erhöht werden kann.

All diesen Anforderungen kann man nur gerecht werden, wenn die gleichen Arbeitsweisen verwendet werden, mit denen auch die Digitalwirtschaft es schaffte, ihre Ziele in einer digitalen Welt zu erreichen, und die nun in die Philosophie der Nachhaltigkeit übergegangen sind. Dies sind Interdisziplinarität, Wissensaustausch und Transparenz, für alle klare Zielsetzungen und Agilität (▶ Kap. 2.1). Idealerweise lassen sich solche Skills in der Position einer Stabstelle für Nachhaltigkeitsmanagement zusammenführen.

Für zahlreiche Krankenhäuser in Deutschland ist das Thema Nachhaltigkeit also bereits in vielfacher Weise präsent. Einige Krankenhäuser verfügen sogar über einen Nachhaltigkeitsmanager, formulieren Nachhaltigkeitsziele und entwickeln Strategien, die dabei helfen, den gesamten Krankenhausbetrieb nachhaltig weiterzuentwickeln. Auch Umwelt- oder Nachhaltigkeitsberichte werden vereinzelt erstellt.

Auch Krankenhäuser, die aus unterschiedlichen Gründen noch keine explizite und tiefgreifende Verankerung nachhaltiger Strategien vorhalten, beschäftigten sich – bewusst oder unbewusst – in vielen Bereichen mit Themen der Nachhaltigkeit. Dazu gehören Projekte aus den Bereichen Einkaufsbeschaffung, Abfallmanagement, Maßnahmen zum Abwasserschutz, Umsetzungen von Wärme- und Energiesparprojekten, gesunde Ernährung und Verpflegung, Förderung der Mobilität, Digitalisierung, Work-Life-Balance, Vorsorge bei Berufskrankheiten etc.

Den Führungskräften im Krankenhaus ist auch bewusst, dass Nachhaltigkeit eine Kernrolle im Krankenhaus spielen wird. In einer Umfrage der KPMG unter Führungskräften im Krankenhaus sahen 63 % der Befragten Nachhaltigkeit als bedeutend für die Zukunft ihres Krankenhauses an (KPMG 2023). Häufig fehlt es allerdings noch am Wissen, wie Nachhaltigkeit im Krankenhaus umgesetzt werden kann. Nur 30 % der Befragten geben an, dass es im Krankenhaus bereits eine Nachhaltigkeitsstrategie gibt, und 46 % räumen ein, dass ihnen die Bedeutung von Nachhaltigkeit noch unklar sei.

Oft fehlt es in Krankenhäusern an der gezielten Dokumentation, Sichtbarkeit und Bewertung der Maßnahmen durch eine entsprechende Datenerhebung. Mit der gesetzlichen Pflicht zur Nachhaltigkeitsberichterstattung als Ergänzung zum Lagebericht im Zuge der europäischen **Corporate Sustainability Reporting Directive (CSRD)** wird nun ein Impuls gesetzt, entsprechende Datenerhebungs- und -auswertungsstrukturen in Krankenhäusern zu etablieren. Bestehende soziale, ökologische und organisatorische Initiativen der Nachhaltigkeit fließen in den Lagebericht mit ein, da der Nachhaltigkeitsbericht Teil des Lageberichtes ist. Als Teil der nichtfinanziellen Berichterstattung, kommen somit den Nachhaltigkeitsthemen die gleiche Bedeutung wie der finanziellen Berichterstattung zu.

Beispielsweise kann ein Krankenhaus ein Burnout-Präventionsprogramm, das dem Personalausfall erfolgreich entgegenwirkt, über die Nachhaltigkeitsberichterstattung sichtbar machen. Damit steigt die Anerkennung für Bemühungen, die wichtig für den Erhalt des Krankenhausbetriebes sind, aber sich nicht direkt in finanzielle Erfolge übersetzen lassen. Auf diese Weise werden derartige Best Practices und Erfahrungen auch für andere Krankenhäusern zugänglich.

Im Rahmen der Krankenhausstatistik gibt es auf Landes- und Bundesebene verbindliche Meldeverfahren und es bestehen zahlreiche weitere Meldepflichten beispielsweise zum Infektionsschutz. Aufgrund der verpflichtenden Qualitätsberichterstattung in Krankenhäusern ist oftmals eine professionelle Struktur der Datenerhebung, -speicherung und -kommunikation vorhanden. Es existieren Erfahrungen zum Management von Datenbanksystemen und bei der Erstellung von Meldungen und Berichten, wie sie auch im Rahmen der Nachhaltigkeitsberichterstattung erforderlich sind. Die Daten der Nachhaltigkeitsberichterstattung ergänzen die bereits vorliegenden strukturierten Daten, die im Rahmen anderer Meldepflichten erhoben werden.

Nichts destotrotz ist die Nachhaltigkeitsberichterstattung für viele der freigemeinnützigen, kommunalen und privaten Krankenhäuser eine neue, komplexe Aufgabe, da sie – zusätzlich zur Datenerfassung – die Einführung einer langfristigen Denkweise und damit neuer Managementsysteme bedeutet.

Die Nachhaltigkeitsberichterstattung soll nicht zu einer weiteren bürokratischen Verpflichtung der schon stark belasteten Krankenhäuser werden, sondern ein nützliches Werkzeug sein, um die bestehenden Herausforderungen zu bewältigen und die begrenzten Ressourcen langfristig effizient einzusetzen. Dem Gesetzgeber ist bewusst, dass dies eine transformative Aufgabe ist, die nicht von heute auf morgen erfüllt werden kann. Der erste Schritt für viele Krankenhäuser ist deshalb, Transparenz bezüglich der Nachhaltigkeitsaspekte herzustellen und den Ist-Zustand zu erfassen. Dabei steht im Vordergrund, die wichtigsten Themen zu identifizieren und eine Strategie zu formulieren, wie mit diesen umgegangen wird.

> **Kernsatz 1**
> Eine Entwicklung ist nachhaltig, wenn sie den Bedürfnissen der heutigen Generation entspricht, ohne die Möglichkeiten künftiger Generationen zu gefährden, ihre eigenen Bedürfnisse zu befriedigen und ihren Lebensstil zu wählen.
>
> **Kernsatz 2**
> Nachhaltiges Denken ist die Anerkennung und Berücksichtigung der Auswirkungen unserer Handlungen in einer komplexen und vernetzten Welt und eine Antwort auf die Frage, wie wir mit der Reichweite und den Konsequenzen unseres Handelns umgehen.
>
> **Kernsatz 3**
> Die 17 Nachhaltigkeitsziele der UN (SDGs) stellen einen internationalen Maßstab für die Facetten nachhaltigen Denkens und Handelns dar.

## Quellen und weiterführende Links

Aktionsbündnis Hitzeschutz Berlin (2023): https://hitzeschutz-berlin.de/hitzeschutzplaene/ (15.01.2024).
Bundesanstalt für Finanzdienstleistungsaufsicht (2023): Sustainable-Finance-Strategie. https://www.bafin.de/ref/19641126 (15.01.2024).
Bundesärztekammer: $CO_2$-Fußabdruck Gesundheitssektor. https://www.bundesaerztekammer.de/themen/aerzte/klimawandel-und-gesundheit/co2-fussabdruck-gesundheitssektor (10.10.2023).
Bundesministeriums für Gesundheit (2021): Nachhaltigkeit für mehr Gesundheit und Pflege. https://www.bundesgesundheitsministerium.de/fileadmin/Dateien/5_Publikationen/Ministerium/Berichte/Ressortbericht-gesundheit-und-pflege-data.pdf (15.01.2024).
Bundesregierung: Die 17 globalen Nachhaltigkeitsziele verständlich erklärt. https://www.bundesregierung.de/breg-de/themen/nachhaltigkeitspolitik/nachhaltigkeitsziele-erklaert-232174 (08.09.2023).

Deutsche Krankenhausgesellschaft (2023): Klimaschutz im Krankenhaus: Positionen der Deutschen Krankenhausgesellschaft zur Nachhaltigkeit. https://mein-nachhaltiges-krankenhaus.de/wp-content/uploads/2023/09/DKG_Positionen_Klimaschutz_und_Nachhaltigkeit.pdf (23.10.2023).

Deutscher Bundestag (1994): Abschlussbericht der Enquête-Kommission »Schutz des Menschen und der Umwelt – Ziele und Rahmenbedingungen einer nachhaltigen zukunftsverträglichen Entwicklung.« https://enveurope.springeropen.com/articles/10.1007/BF03166351 (20.01.2024).

Deutsche Krankenhausgesellschaft (2023): Investitionsfinanzierung: https://www.dkgev.de/themen/finanzierung-leistungskataloge/investitionsfinanzierung/ (15.10.2023).

DKI (2022): Klimaschutz in Deutschen Krankenhäusern, Status quo, Maßnahmen und Investitionskosten. https://www.dkgev.de/fileadmin/default/Mediapool/3_Service/3.1_DKI-Analysen_und_Gutachten/DKI-Gutachten_Klimaschutz_in_deutschen_Krankenhaeusern_final-update.pdf (23.02.20224). S. 68 ff.

DKI (2024): Klinikreport Nachhaltigkeit. https://www.dki.de/fileadmin/user_upload/KlinikreportNachhaltigkeit2024.pdf (15.02.2024). S. 19, 37 ff.

Global Compact Netzwerk Deutschland (2015): SDG Compass. https://www.globalcompact.de/themen/sustainable-development-goals/sdg-compass (14.09.2023).

Health Care Without Harm (2019): Health care climate footprint report. https://noharm-uscanada.org/ClimateFootprintReport (08.06.2023).

Lexikon der Nachhaltigkeit (2015): Brundtland Bericht. https://www.nachhaltigkeit.info/artikel/brundtland_report_563.htm (15.01.2024).

Minge, B. (2018): Suffizienz, Konsistenz und Effizienz – Drei Wege zu mehr Nachhaltigkeit. https://www.relaio.de/wissen/suffizienz-konsistenz-und-effizienz-drei-wege-zu-mehr-nachhaltigkeit/ (15.01.2024).

RKI (2023): Klimawandel und Gesundheit. https://www.rki.de/DE/Content/GesundAZ/K/Klimawandel_Gesundheit/Klimawandel_Gesundheit_node.html (15.10.2023).

Statistischen Bundesamt (2023): Ärztliches und nichtärztliches Personal in Krankenhäusern im Jahr 2022. https://www.destatis.de/DE/Themen/Gesellschaft-Umwelt/Gesundheit/Krankenhaeuser/Tabellen/personal-krankenhaeuser-bl.html (15.02.2024).

Stockholm Resilience Centre (2026): The SDGs wedding cake. https://www.stockholmresilience.org/research/research-news/2016-06-14-how-food-connects-all-the-sdgs.html (15.10.2023).

Sustainable Developmemt Report (2024): SDG-Rating Deutschland. https://dashboards.sdgindex.org/profiles/germany (26.01.2024).

UNESCO: Education for sustainable development https://en.unesco.org/themes/education-sustainable-development/what-is-esd/sd (18.01.2024).

US Center for Disease Control and Prevention (2022): Impact of Climate Change on Human Health. https://www.cdc.gov/climateandhealth/effects/default.htm (22.01.2024).

von Carlowitz, H. C. (1713): Sylvicultura Oeconomica, Oder Haußwirthliche Nachricht und Naturmäßige Anweisung Zur Wilden Baum-Zucht. Braun, Leipzig, S. 105–106.

# 2 Die doppelte Transformation – Nachhaltigkeit braucht Digitalisierung

Digitalisierung bringt tiefgreifende Veränderungen und fordert neue Perspektiven, innovative Prozesse und alternative Arbeitsweisen. Sie kann als notwendige Voraussetzung zur Etablierung nachhaltiger Strukturen im Krankenhaus gesehen werden. Bei der Digitalisierung in Krankenhäusern geht es nicht nur um die Einrichtung neuer Hard- und Software. Auch hier ist vernetztes Denken fundamental, wie es im Kontext der Nachhaltigkeit im vorherigen Kapitel beschrieben wird. Internes Nachhaltigkeitsmanagement und die gesetzlich geforderte Transparenz gegenüber externen Stakeholdern benötigen valide Daten und deren Verknüpfung mit konkreten Maßnahmen und Zielen. Krankenhäuser können sich bei der Etablierung neuer Organisationsstrukturen an den Arbeitsweisen der Digitalwirtschaft orientieren. Diese ermöglichen es, trotz begrenzter Ressourcen Nachhaltigkeitsziele zu erreichen.

**Leitfragen zur Umsetzung**

- Wie zeigt sich die digitale und nachhaltige Transformation im Krankenhaus?
- Welche krankenhausinternen Prozesse sollten unter den Aspekten der Nachhaltigkeit digitalisiert werden?
- Wie kann Digitalisierung die nachhaltige Transformation unterstützen?
- Welche Nachhaltigkeitsaspekte und -strategien sollten bei der Benutzung von Hardware und Software sowie im Datenmanagement angewendet werden?

Grundvoraussetzung für nachhaltiges Handeln ist Digitalisierung. Digitalisierung macht Nachhaltigkeit zu einer machbaren Aufgabe. Mit Digitalisierung können Daten im großen Umfang erfasst, gespeichert und analysiert werden. Ein gezieltes Datenmanagement ermöglicht auch die Identifikation, Durchführung und Dokumentation von relevanten nachhaltigen Maßnahmen. Nur mithilfe von Daten sind Krankenhäuser in der Lage, Nachhaltigkeitsziele festzulegen und zu erreichen.

Grundvoraussetzung für eine gelungene Digitalisierung ist Nachhaltigkeit. Wird in den Krankenhäusern nicht unter den Kriterien der Nachhaltigkeit digitalisiert, dann drohen Elektromüll, Digitalschrott, Datenfriedhöfe, hoher Energieverbrauch und hohe Arbeitsbelastung aus unnötigen Arbeitsschritten. Viele deutsche Krankenhäuser mussten bereits feststellen, dass sich analog gestaltete Prozesse nicht einfach in digitale umsetzen lassen. Oft wurde für die ersten digitalen Schritte eine Infrastruktur verwendet, die selbst nicht nachhaltig war. Digitale Prozesse müssen so aufgesetzt werden, dass auf ihrer Basis noch viele Jahre gearbeitet werden kann.

Digitalisierung und Nachhaltigkeit müssen also zusammen gedacht werden. Beides sind Querschnittsaufgaben, d. h. Aufgaben, die von mehreren Abteilungen, Organisationseinheiten bzw. Ressorts gemeinsam zu erledigen sind. Nachhaltigkeit ohne Digitalisierung bedeutet, neue Aufgabenfelder zu schaffen, die mit den bestehenden Arbeitsressourcen nicht zu erfüllen sind. Digitalisierung ohne Nachhaltigkeit bedeutet, unnötige Datenmengen aufzubauen, die ohne Verwendung ausschließlich Ressourcenverschwendung sind. Die Verpflichtung zur Verfolgung von nachhaltigen Zielen treibt auch das Thema Digitalisierung voran und vice versa. Das Bestreben sollte sein, Synergieeffekte aus beiden Meta-Themen »Nachhaltigkeit« und »Digitalisierung« zu nutzen.

**Ambidextrie** beschreibt die Kunst, beide Hände im gleichen Ausmaß zu benutzen. In Bezug auf Digitalisierung und Nachhaltigkeit kann der Begriff zur Beschreibung der gleichzeitigen Umsetzung verwendet werden, um eine langfristig erfolgreiche Transformation zu erreichen.

## 2.1 Organisationsstrukturen mit Digitalisierung und Nachhaltigkeit

Das Konzept Nachhaltigkeit ist als Reaktion auf die Herausforderungen einer vernetzten Welt entstanden. Die Digitalisierung ist die treibende Kraft hinter der Vernetzung unserer Welt. Um zu verstehen, auf welchen Grundprinzipien Nachhaltigkeit aufbaut, lohnt sich deshalb ein genauerer Blick in die Arbeitsweisen, die der Digitalwirtschaft Auftrieb gaben.

Digitalisierung geht weit über das hinaus, was wir unter »IT« verstehen. Sie zeichnet sich durch folgende Errungenschaften aus:

- **Erfassung detaillierter Informationen:** Da inzwischen fast all unsere Aktionen durch Computer begleitet werden beziehungsweise werden können, ist es möglich, in detailgetreuem Umfang unsere Realität zu messen.
- **Umfassende und zugängliche Informations- und Wissensspeicherung:** Wir können die Informationen unserer Messungen in riesigen Datenbanken sammeln, aufbewahren und mit weiteren Daten verknüpfen. Wenn gewünscht, können die Daten vielen Menschen zugleich über einen unbegrenzten Zeitraum zugänglich gemacht werden.
- **Datenauswertung und Analyse komplexer Wirkketten:** Mit den detaillierten Daten können wir eine Art digitales Abbild der Realität schaffen und besser als jemals zuvor komplexe Wirkketten verstehen. Mithilfe dieses Abbildes können wir die Auswirkungen unserer Handlungen simulieren und testen.
- **Weltweite und direkte Kommunikation:** Wir können uns über weite Entfernungen mit potenziell jeder Person mit Internetanschluss zu diesen Wirkketten unverzüglich austauschen und schneller als jemals zuvor voneinander lernen.

Damit liefert Digitalisierung die Bausteine für eine Transformation, die wir in Gang bringen, sobald wir ihre Errungenschaften großflächig nutzen. Neue Bausteine benötigen neue Bauweisen. Diese Bauweisen sind die Arbeitsweisen, die im Zuge der Digitalisierung entstanden. Mit der gesetzlichen Pflicht zur Nachhaltigkeitsberichterstattung fordert die Europäische Kommission diese Arbeitsweisen bei Institutionen außerhalb der Digitalwirtschaft ein und ermöglicht ihnen dadurch, zukunftsfähig zu werden. Krankenhäuser, die ein Nachhaltigkeitsmanagement etablieren, errichten die Bauweisen, die nötig sind, um die Bausteine der modernen, digitalen Welt gewinnbringend einzusetzen.

Die Nachhaltigkeitsberichterstattung ist für viele Krankenhäuser der erste Schritt in diese strategische Richtung. Die darin geforderte Transparenz verpflichtet dazu, möglichst viele Daten zu sammeln, um fundiert über die relevanten Nachhaltigkeitsaspekte zu berichten. Zusätzlich muss die Umsetzung von Maßnahmen und Zielen dokumentiert und gemanagt werden. Dies ist mit den begrenzten Ressourcen der Krankenhäuser nur umsetzbar, wenn die Arbeitsweisen Agilität, Zieldefinition, Interdisziplinarität, Wissensaustausch und Transparenz in der Organisationsstruktur des Krankenhauses Anwendung finden.

## Agilität

Um einen Umgang mit der steigenden Komplexität und Unmittelbarkeit unserer digitalen Welt zu finden, entwickelten IT-Firmen das agile Prozessmanagement (bspw. Scrum oder Design Thinking). Der Agilität liegt das Weltbild zu Grunde, dass sich alles kontinuierlich im Wandel befindet. Dies führt zu einer Gelassenheit (nicht Gleichgültigkeit) gegenüber herkömmlichen Misserfolgen. Wer agil handelt, der weiß, dass eine Problemlösung vor seiner Umsetzung nie erkennbar ist. Man kann sie nur mithilfe genauer Umweltbeobachtung und Wissensaneignung erahnen und daraufhin Entscheidungen treffen. Aufgrund der permanenten Veränderungen kann es sein, dass eine Problemlösung, die bisher nicht funktionierte, nächstes Mal passgenau ist. Dies zu akzeptieren, mündet in der Bereitschaft und Fähigkeit, sich immer wieder anzupassen.

Daraus folgt, dass in agilen Strukturen das Ergebnis nicht mehr am Ende eines Prozesses steht. Stattdessen gibt es viele Zwischenergebnisse, die kontinuierlich erprobt, beobachtet und verbessert werden (**Prototyping**). Ein Ziel nicht zu erreichen, hat damit nicht mehr die gleiche Bedeutung wie im herkömmlichen Prozessmanagement und führt zu der derzeit so häufig proklamierten **Resilienz.** Agiles Arbeiten bedeutet, dass der Prozess der Problemlösung bzw. Zielerreichung wichtiger ist als die Zielerreichung selbst. Verantwortungsvoll handelt, wer alles ihm Mögliche tut, um ein Ziel zu erreichen oder ein Problem zu lösen. In einem ersten Schritt ist dies die genaue Beobachtung der Umwelt und die Beschreibung daraus resultierender Probleme und Ziele. Dazu müssen möglichst viele Daten erhoben und ausgewertet werden, möglichst alle Sichtweisen auf das Problem eingeholt werden (▶ Kap. 4.2 Stakeholderdialog) und Expertenwissen über das Problem aufgebaut und ausgetauscht werden.

Agile Methoden finden im Krankenhaus teils schon Anwendung. Im Qualitätsmanagement sind vor allem die **Plan-Do-Check-Act-Zyklen** (PDCA-Zyklen) zur Prozessgestaltung bekannt. Ein PDCA-Zyklus besteht aus vier Schritten, die wiederholend durchlaufen werden. Im ersten Schritt der Planung (Plan) wird eine Ist-Analyse der aktuellen Situation durchgeführt, die Herausforderungen und Potenziale beschrieben und Ziele und Umsetzungsmaßnahmen entwickelt. Im zweiten Schritt des Tuns (Do) wird ein erster Prototyp getestet. Es wird ausprobiert, beobachtet und daraus gelernt. Im dritten Schritt der Kontrolle (Check) werden der Fortschritt überprüft, Zielvorgaben kontrolliert und Veränderungen evaluiert. Im vierten Schritt des Agierens bzw. Anpassens (Act) werden Erfolge protokolliert, Prozesse reflektiert und Lösungen sowie Verbesserungen umgesetzt. Dieser Ablauf des Umsetzens und Reflektierens und auch das regelmäßige Anpassen der Ziele wird ohne Ende fortgesetzt. Somit können fortwährend an die Gegebenheiten angepasste Systeme im Krankenhaus etabliert werden.

Die gesetzliche Pflicht zur Nachhaltigkeitsberichterstattung verlangt genau diese Agilität von Krankenhäusern. Krankenhäuser sind nicht verpflichtet, in den ESG-Kategorien vorgegebene Richtwerte zu erreichen. Stattdessen wird im Rahmen der Möglichkeiten des Krankenhauses ausschließlich die Erfassung, Sichtbar- und Nachvollziehbarmachung des Prozesses gefordert. Bestehende Lücken, Potenziale und Herausforderungen in einem Krankenhaus sollen im Nachhaltigkeitsbericht festgehalten werden. Ein Krankenhaus ist nicht nachhaltig, wenn es vorgegebene soziale und ökologische Ziele mit vorgegebenen Organisationsstrukturen erreicht. Es ist nachhaltig, wenn es entsprechend seiner gut und ehrlich analysierten Ausgangssituation problemorientierte und krankenhausspezifische Ziele definiert und über mehrere Berichte hinweg eine Entwicklung nachvollziehbar macht.

**Zieldefinition**

Eine Herausforderung der Digitalisierung ist die übermannende Informations- und Wissensflut. Der richtige Umgang damit ist nicht, diese Flut einfach nicht zu nutzen. Im Gegenteil – wir müssen sie nutzen, um trotz Komplexität verantwortungsvoll handeln zu können. Der richtige Umgang ist stattdessen, nach einem ehrlichen Blick auf die eigene Situation Ziele zu formulieren, die beim Kontakt mit der Informationsflut und in den weiteren Prozessschritten für alle Beteiligten als Leitplanken dienen.

Aufgrund der schnellen und kontinuierlichen Veränderungen in unserer Umgebung müssen die Ziele regelmäßig überprüft und angepasst werden. Im PDCA-Zyklus geschieht dies jeweils in der Planphase. Ohne klare Zielformulierung ist kein frühes Erproben von Umsetzungsmaßnahmen möglich. Das macht es schwierig zu entscheiden, welche relevanten Daten erhoben werden und zu welchen Themen Wissensaustausch und -aneignung stattfinden sollte. Auch die Koordination von interdisziplinären Teams wird ohne Zieldefinition herausfordernd.

Da Nachhaltigkeit ein interdisziplinäres Thema ist und somit alle Bereiche des Krankenhauses betrifft, sollten auch alle Bereiche des Krankenhauses Ziele formulieren und bewerten. Es bedarf über- und untergeordneter Ziele, die auf die kurz-, mittel- und langfristige Zukunft ausgerichtet sind. Dazu bietet es sich an, im Krankenhaus einen sogenannten Steuerungskreis zu etablieren, der strategische Nachhaltigkeitsziele unter Einbeziehung von Geschäftsführung und den entsprechenden Stakeholdern bestimmt und diese im Zusammenspiel mit den anderen Einheiten des Krankenhauses verfeinert und reflektiert.

Entscheidend für die Zieldefinition ist zunächst eine Bewertung möglicher Datengrundlagen. Mit der Nutzung breitflächiger Datenerhebung wird es möglich sein, viele der zukünftigen Auswirkungen der Aktivitäten zu simulieren und abzuschätzen. Das bedeutet, dass definierte Ziele nicht nur über Maßnahmenpläne erreicht werden müssen, sondern auch Daten verfügbar und messbar sein müssen. Gegebenenfalls sind diese Daten zeitnah verfügbar und messbar zu machen, bevor ein Nachhaltigkeitsthema als Ziel erklärt wird.

Als Ausgangspunkt der Zielbestimmung und Orientierungshilfe zur Formulierung krankenhausspezifischer Ziele können die SDGs der Vereinten Nationen dienen. Erfahrungen aus dem Krankenhausumfeld zeigen, dass neben der Reduzierung von Treibhausgasemissionen und nachhaltigerem Wirtschaften in den Lieferketten insbesondere die Gesundheit und Zufriedenheit der Beschäftigten, aber auch eine hochwertige qualitative Patientenversorgung als Ziele definiert werden. Eine wichtige Frage für Krankenhäuser ist dabei, wie diese Veränderungen bei knappen finanziellen und auch personellen Ressourcen bewältigt werden können.

**Interdisziplinarität**

Digitalisierung löst Grenzen auf. Daten sind theoretisch für alle zugänglich und es ist möglich, mit allen zu kommunizieren. Damit ermöglicht Digitalisierung die Überwindung von Silodenken. Nachhaltigkeit ist die Loslösung von der strengen Fachlichkeit, wie man sie aus den medizinischen Abteilungen kennt. Wirkketten enden nicht an Fachabteilungsgrenzen. Sie sind interdisziplinär und müssen deshalb auch interdisziplinär betrachtet, analysiert und optimiert werden.

Überwiegend zeigt eine Maßnahme Auswirkungen in zahlreichen Bereichen und auf mehreren Ebenen. Beispielsweise führt eine ressourcensparende Hitzeschutzbauweise zu geringeren Kühlkosten und steigert das Wohlbefinden der Patienten und des Personals. Dies wirkt sich wiederum positiv auf die Zufriedenheit und Gesundheit der Patienten aus. Ein weiteres Beispiel ist die Analyse der Behandlungspfade von Patienten. Diese werden aktuell meist in einzelnen Sektoren des Gesundheitswesens gesondert betrachtet. Faktisch beginnt ein Behandlungspfad bereits mit der Erstdiagnose bei einem niedergelassenen Arzt und endet auch selten bei der Entlassung aus dem Krankenhaus.

Um eine Auswirkung im Sinne der Nachhaltigkeit zu verbessern, müssen alle beteiligten Fachabteilungen und betroffenen Bereiche des Krankenhauses einbezogen werden, sei es die Notfallambulanz, die Intensivstation, die Wäscherei oder auch die Hebammenschulen und das Raummanagement. Nur ein interdisziplinärer Austausch ermöglicht es, Wirkketten in ihrer Komplexität zu verstehen und die Stellschrauben zu erkennen. Zur Umsetzung dieses Einbezugs bieten sich die Methoden des Stakeholderdialogs an (▶ Kap. 4.2).

**Wissensaustausch und Transparenz**

Wenn das Krankenhaus ein Ziel definiert hat und die Wirkkette interdisziplinär analysiert wurde, können bereits erste Erkenntnisse gewonnen werden. Diese Erkenntnisse können positiver Natur sein, insbesondere wenn mögliche Anpassungsschritte mit weniger Aufwand etabliert werden können. Es könnten aber auch Ineffizienzen und negative Auswirkungen sichtbar werden, deren Behebung sich unlösbar anfühlt. Für diese neuen Herausforderungen gute Lösungen zu finden, ist selbst mit einem interdisziplinären Team nicht einfach. Doch deshalb nicht hinzuschauen, ist nicht die Lösung. Es ist wichtig, hier die nötige Transparenz zu schaffen als Voraussetzung zur Nutzung eines weiteren Vorteils der Digitalisierung: des einfachen Zugangs zu Wissen. Globale Vernetzung bedeutet, dass das Rad fast nie neu erfunden werden muss. Es gibt immer jemanden, der es schon einmal gerollt hat. Das sollten wir nutzen, um schnell und effizient Lösungskonzepte zu entwickeln.

Es gibt bereits eine Vielzahl von guten Projekten und Ideen, die eine nachhaltige Entwicklung voranbringen. Oft fehlt es aber noch an der nötigen Transparenz, um diese Projekte anderen zugänglich zu machen. Die Best-Practice-Beispiele sollten in Netzwerken geteilt und vorgestellt werden. Nachhaltigkeit bedeutet den Aufbau von branchenspezifischen, überregionalen und -sektoralen und datensicheren Austauschnetzwerken, auf denen Best-Practice-Beispiele geteilt und erklärt werden. Krankenhäusern ist zu empfehlen, in einen derartigen Austausch untereinander zu treten, damit sie voneinander lernen und sich gegenseitig inspirieren können. Damit kann die Anpassungsgeschwindigkeit an die Herausforderungen deutlich erhöht werden. Ziel sollte es sein, möglichst schnell passende Verbesserungen zu finden, diese vorzunehmen und darüber zu berichten, damit andere von den Best Practice Beispielen profitieren können.

Ein Beispiel für ein Konzept zum Aufbau eines Wissensaustauschnetzwerkes im Gesundheitssektor sind die vom US-amerikanischen Institute for Healthcare Improvement 1995 entwickelten Breakthrough Collaboratives (IHI 2003).

Sie sind ein 6- bis 15-monatiges Lernsystem, das zu einer Frage aus dem Gesundheitswesen bis zu 160 Teams aus verschiedenen Regionen und unterschiedlichen Bereichen des Gesundheitswesens zusammenbringt, um sich dieser Fragestellung zu widmen. Alle Fragestellungen haben gemein, dass die Lösungen patientenorientiert sein sollen. Diese Breakthrough Collaboratives lieferten in der Vergangenheit hervorragende Ergebnisse. Zum Beispiel entwickelten sie Lösungen, die die Wartezeiten der Patienten, einen Organspender zu finden, oder die Kosten der Intensivstationen stark reduzierten (Shafer et al 2008).

**Die Transformation der Organisationsstrukturen**

Nachhaltigkeit und Digitalisierung sind zusammenhängende Bereiche der **Transformation**, die Krankenhäuser in Prozessen und Geschäftsmodellen verändern. In Krankenhäusern ist die **nachhaltige Transformation** nur zu vollziehen, wenn die Unternehmensleitung mit den Beschäftigten, den Patienten und den Krankenhausträgern gemeinsam auch digital transformiert.

Oftmals bedarf dies zu Beginn Aufklärung und Information über die neuen Arbeitsweisen aller betroffenen Interessengruppen im Krankenhaus. Hierbei ist es nötig, neben der Vermittlung von Wissen zu Nachhaltigkeit in Schulungen entsprechende Strukturen im Krankenhaus aufzubauen. Es ist wichtig, zu verdeutlichen, dass keine Transformation keine Option ist. Da wir Menschen in unserem Alltag schon längst mit den Errungenschaften des vernetzten Denkens vertraut sind, werden wir auch mit den Erkenntnissen daraus konfrontiert. Wir erkennen negative Auswirkungen und Ineffizienzen unseres Handelns. Nicht darauf zu reagieren, würde bedeuten, unsere Erkenntnisse zu verdrängen. Verdrängung ist keine dauerhaft mögliche Lösung.

Das Fehlen von Nachhaltigkeitsmanagern stellt in vielen Krankenhäusern eine Herausforderung dar. Die Verantwortung für die Erhebung der Nachhaltigkeitsdaten wird aktuell in vielen Krankenhäusern in die Bereiche Einkauf, IT, Qualitätsmanagement oder Controlling abgegeben. Es braucht jedoch eine gewisse Expertise, die relevanten Informationen und Datenmesspunkte zu identifizieren und letztendlich so aufzubereiten, dass sie wichtige Kennzahlen im Prozess der Berichterstattung und Verbesserung sind. Doch auch eine gesonderte Nachhaltigkeitsabteilung, die nur Daten abfragt, scheitert oftmals an der Optimierung und Umsetzung der Verbesserungsvorschläge und -maßnahmen.

Es bietet sich die Einrichtung einer Stabsstelle in Verbindung mit internen Arbeitskreisen, unter Einbindung von externer Expertise und Erfahrung an.

Diese Stabstelle sollte einerseits klaren Verantwortlichkeiten und Durchgriffsrechten unterliegen und gleichzeitig als Interessenverbund mit unterschiedlichen Krankenhausbereichen und -abteilungen hierarchieübergreifend vernetzt sein.

## 2.2 Finanzierung der Transformation

Die im Jahre 1972 mit Inkrafttreten des Krankenhausfinanzierungsgesetzes (KHG) eingeführte duale Krankenhausfinanzierung in Deutschland bestimmt, dass die Kosten der medizinischen Behandlungen durch die Krankenkassen getragen werden und alle Investitionen beispielsweise in die Gebäudeinfrastruktur und Großgeräte über die Bundesländer finanziert werden. Die Bundesländer kommen dieser Investitionsverantwortung aktuell unzureichend bis gar nicht nach, sodass in den Krankenhäusern ein massiver Investitionsstau herrscht. Nach Angaben der Deutschen Krankenhausgesellschaft (DKG) im Jahr 2023 fehlen den Krankenhäusern jedes Jahr für dringende Investitionen 3,7 Mrd. EUR. In Folge können die Transformationsprozesse der Nachhaltigkeit und Digitalisierung nur unter enormen Kraftanstrengungen realisiert werden.

Laut einer KPMG-Studie aus dem Jahr 2023 erwarten 70 % der Krankenhäuser zukünftig hohe Investitionen im Bereich Nachhaltigkeit (KPMG 2023). Für Digitalisierung wurden im Rahmen des Krankenhaus-Zukunftsgesetzes (KHZG) 4,3 Mrd. EUR bereitgestellt, um die digitale Infrastruktur und die IT-Sicherheit in den Krankenhäusern zu verbessern. Ein ähnliches Finanzierungsprogramm wäre für die nachhaltige Transformation in Krankenhäusern sehr hilfreich. Krankenhäuser sind aufgrund des gewaltigen Investitionsstaus vielerorts noch mit beispielsweise völlig veralteter Heiztechnik, mangelhafter Fassadendämmung und vielem mehr konfrontiert. Deshalb sollen Klimaschutz und Nachhaltigkeit im Krankenhausfinanzierungsgesetz (KHG) verankert und ein Klimaschutzfonds für die Krankenhäuser aufgesetzt werden. Ein Beispiel, wie die gesetzliche Verankerung der Finanzierung nachhaltiger Projekte ausgestaltet sein könnte, bietet das Positionspapier der DKG zu konkreten Maßnahmen des Hitzeschutzes im Krankenhaus (DKG 2023).

In Krankenhäusern muss die Umsetzung von Maßnahmen zur Erreichung von Nachhaltigkeit jedoch nicht zwingend an Großinvestitionen gebunden sein. Projekte aus Krankenhäusern zeigen, dass schon mit kleinen Veränderungen und geringem Aufwand gute Wirkungen erzielt werden, und die Methoden des agilen Projektmanagements ermöglichen Anpassungsfähigkeit unter Verfügung von begrenzten Ressourcen.

Darüber hinaus ist es eine aktuelle Aufgabe der Krankenhäuser, neben den bekannten Finanzierungsmitteln alternative Finanzierungs- und Fördermöglichkeiten zu finden. Beispielsweise gibt es in jedem Bundesland eine Energieberatungsagentur, die einen guten Überblick darüber geben kann, welche Fördermöglichkeiten und -programme zur Steigerung der Energieeffizienz zur Verfügung stehen. Auch im Bereich Klimaschutz existieren bereits Fördermöglichkeiten für Projekte in den einzelnen Bundesländern und auf Bundesebene. Zu bedenken ist allerdings, dass diese nur unter Einsatz erheblicher Eigenmittel abgerufen werden können. Es bedarf folglich einer eigenen Förderstrategie für den nachhaltigen Transformationsprozess.

Finanzinstitute, als Treuhänder und Lenker von Kapitalströmen, spielen im Gesundheitssektor eine entscheidende Rolle bei der nachhaltigen Transformation. Sie sind aufgrund mehrerer Gesetze (**7. Novellierung der MaRisk** und **Sustainable Finance Disclosure Regulation,** ▶ Kap 3.2) angehalten, in nachhaltige Projekte zu investieren. Die Nachhaltigkeitsberichte der Krankenhäuser bieten die Möglichkeit, Finanzinstituten einen Ist-Zustand der Bemühungen um Nachhaltigkeit faktenbasiert transparent zu machen. Nachhaltigkeitsberichte können aber auch die Voraussetzung für eine Politik sein, die Finanzierung der Nachhaltigkeit sachgerecht sicherstellt.

---

Das vorrangige Ziel der **7. Novellierung der MaRisk** ist es, die Leitlinien der Europäischen Bankenaufsichtsbehörde (EBA) für die Kreditvergabe und Überwachung umzusetzen, um die Investitionen in Tätigkeiten zu lenken, die eine Transformation der Wirtschaft in Richtung Nachhaltigkeit unterstützen.

---

**Kernsatz 1**
Die Arbeitsweisen für nachhaltige Organisationsstrukturen Agilität, Zieldefinition, Interdisziplinarität, Wissensaustausch und Transparenz haben ihren Ursprung in der Digitalwirtschaft.

**Kernsatz 2**
Digitalisierung liefert die Bausteine, die mit der Bauweise der Nachhaltigkeit verwertet werden. Die Komplexität der Anforderungen der Nachhaltigkeitsberichterstattung lässt sich nur mit digitalen Hilfsmitteln bewältigen.

## 2 Die doppelte Transformation – Nachhaltigkeit braucht Digitalisierung

> **Kernsatz 3**
> Digitalisierung eröffnet Möglichkeiten in einem bisher unbekannten Ausmaß. Finanzielle Mittel für ihre Umsetzung sind für Krankenhäuser begrenzt. Die Methoden der Nachhaltigkeit helfen, die besten Möglichkeiten für das Krankenhaus zu bestimmen und kostensparend umzusetzen.

### Quellen und weiterführende Links

Deutsche Krankenhausgesellschaft (2023): Klimaschutz im Krankenhaus: Positionen der Deutschen Krankenhausgesellschaft zur Nachhaltigkeit. https://mein-nachhaltiges-krankenhaus.de/wp-content/uploads/2023/09/DKG_Positionen_Klimaschutz_und_Nachhaltigkeit.pdf (15.01.2024).

Institute für Healthcare Improvement – IHI (2003): The Breakthrough Series: IHI's Collaborative Model for Achieving Breakthrough Improvement. https://www.ihi.org/resources/white-papers/breakthrough-series-ihis-collaborative-model-achieving-breakthrough (23.01.20224).

Nachhaltig.digital: nachhaltig.digitale Bausteine: https://nachhaltig.digital/blog/971 (23.09.2023).

Shafer, T. J. et al. (2008): US Organ Donation Breakthrough Collaborative Increases Organ Donation. Critical Care Nursing Quarterly 31 (3), 190–210.

# 3 Gesetze und Rahmenwerke der Nachhaltigkeit

> Seit der Nachkriegszeit wird diskutiert, wie trotz weitreichender Handlungsauswirkungen aufgrund von Vernetzung Verantwortungsübernahme sichergestellt werden kann. So gewann die Frage an Wichtigkeit, wie und ob die Wirtschaft zur Übernahme von mehr Verantwortung hinsichtlich ihrer Aktivitäten verpflichtet werden kann. Es wurden internationale Leitfäden für Unternehmen formuliert, wie verantwortungsvolles unternehmerisches Handeln aussehen sollte. Zusätzlich gab es Initiativen zur Selbstverpflichtung von Unternehmen. In diesem Zusammenhang kam es zur Entwicklung freiwilliger Nachhaltigkeitsberichtsstandards. Sie helfen dabei, innerhalb eines Unternehmens und zur Kommunikation nach außen Transparenz bezüglich ihrer nachhaltigen Entwicklung zu schaffen. Über Jahre hinweg, floss das Feedback der anwendenden Unternehmen in die Weiterentwicklung der Standards ein. Inzwischen sind sie so ausgereift, dass sie als Vorlage für einen gesetzlichen Rahmen zur Nachhaltigkeitsberichterstattung genutzt werden konnten. Dieser wurde in der EU mit der Non-Financial Reporting Directive (NFRD) und ihrer jetzt aktuellen Nachfolgerin, der Corporate Sustainability Reporting Directive (CSRD), geschaffen.
>
> **Leitfragen zur Umsetzung**
>
> - Was sollte man über die bisherigen, unverbindlichen Berichtsstandards zu Nachhaltigkeitsthemen wissen, um die Berichtspflicht nach CSRD besser zu verstehen und umzusetzen?
> - In welchem Zusammenhang stehen verantwortungsvolles unternehmerisches Handeln und nachhaltiges unternehmerisches Handeln?
> - Wie spiegeln sich die Ziele des European Green Deal in der Berichterstattungspflicht nach CSRD/ESRS?
> - Inwiefern ist die EU-Taxonomie-Verordnung ein wichtiges Instrument der EU, um Investitionen zu steuern?

Zur Jahrtausendwende, nachdem der erste Internetboom im Platzen der Dotcom-Blase mündete, zeichnete sich deutlich ab, dass in Zukunft Unternehmensdaten und andere empirische Daten in bisher unbekanntem Umfang erfasst und verglichen werden können. Es entstanden zahlreiche internatio-

## 3 Gesetze und Rahmenwerke der Nachhaltigkeit

nale Initiativen, die sich damit beschäftigten, nationale Datenerfassungsstandards international zu harmonisieren. Für die finanzielle Berichterstattung von Unternehmen gründete sich beispielsweise 2001 das International Accounting Standards Board. Es harmonisiert nationale Buchhaltungsstandards im internationalen Standard IFRS.

Zu dieser Zeit fiel der Startschuss für die Nachhaltigkeitsberichterstattung. Alle nötigen Komponenten waren vorhanden: Es hatte sich eine Definition von Nachhaltigkeit als gegenüber Menschen und Umwelt verantwortungsvollem Handeln durchgesetzt, die Kriterien der Nachhaltigkeit aus den Bereichen E, S und G waren definiert, und technisch war es möglich, die Daten zu erfassen, die nötig sind, um Aktivitäten zu verfolgen und sie hinsichtlich Nachhaltigkeit zu bewerten.

Die Entwicklung von Berichtsstandards (▶ Abb. 3.1) verlief ähnlich der Etablierung von Internetstandards. Gestartet wurde mit ersten freiwilligen Initiativen mit öffentlichen und privaten Partnern. Die Standards dieser Initiativen wurden im permanenten Feedback mit den freiwillig anwendenden Unternehmen weiterentwickelt, bis sie eine Praxistauglichkeit und einen Umfang besaßen, um gesetzlichen Initiativen als Vorbild zu gelten. Die Entstehung der Nachhaltigkeitsberichterstattung vollzog sich also Bottom-up, agil und unter Einbezug der Stakeholder. Sie entstanden mithilfe einer nachhaltigen Organisationsstruktur.

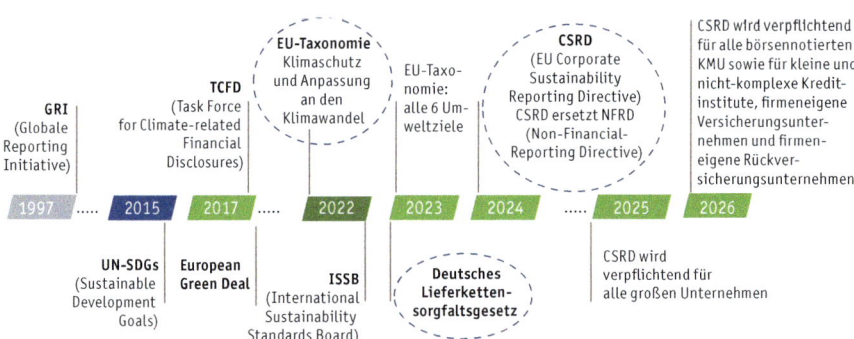

**Abb. 3.1:** Die Entwicklung der Nachhaltigkeitsstandards und -anforderungen in der zeitlichen Übersicht

## 3.1 Unverbindliche Standards zur Nachhaltigkeitsberichterstattung

### GRI-Richtlinien

1997 wurde die **Global Reporting Initiative** (GRI) von den Nichtregierungsorganisationen für Nachhaltigkeitsthemen Ceres und Tellus Institute gegründet und bekam schnell Unterstützung des UN-Umweltprogramms (UNEP). Die Initiative beschreibt sich selbst als eine internationale, unabhängige Organisation, die Unternehmen und Organisationen dabei hilft, eine globale gemeinsame Sprache zu finden, um über die nichtfinanziellen Auswirkungen ihres Handelns auf ihr Umfeld zu berichten und dafür Verantwortung übernehmen zu können. 1999 veröffentlichten sie ihren ersten Richtlinienentwurf zur Nachhaltigkeitsberichterstattung, der von Unternehmen erprobt und von Experten kommentiert und folglich weiterentwickelt wurde. Die GRI-Richtlinien haben sich inzwischen zum meist genutzten freiwilligen Nachhaltigkeitsstandard weltweit entwickelt. Über 10.000 Organisationen und Unternehmen aus über 100 Ländern wenden das unverbindliche Standardsystem an.

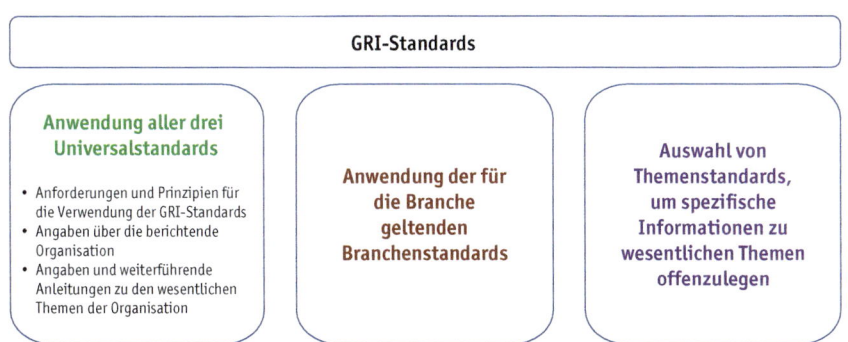

**Abb. 3.2:** Das modulare System der GRI-Standards (Global Reporting Initiative)

Die Richtlinien werden unter Einfluss des Feedbacks der Anwender in einem kontinuierlichen Multistakeholderprozess Bottom-up weiterentwickelt. Zu diesen Stakeholdern gehören unter anderem Unternehmen, Menschenrechts-, Umwelt-, Arbeits- und staatliche Organisationen.

Zum Erfolgskonzept der Richtlinien gehört ihr modularer Aufbau (▶ Abb. 3.2). Sie unterteilen sich in Universal-, Branchen- und Themenstandards. Für alle Unternehmen, die nach GRI berichten, sind die Universalstandards verpflichtend. Unternehmen machen in diesem Bereich allgemeine Angaben dazu, wie sie bei der Nachhaltigkeitsberichterstattung vorgehen und sie organisieren. Branchenstandards sind nur für Organisationen verpflichtend, die einer bestimmten Branche (Öl und Gas, Kohle, Landwirtschaft, Aquakultur oder Fischerei) angehören. Der dritte und größte Bereich umfasst die Themenstandards. Sie sind sortiert nach den ESG-Kriterien (E = 300, S = 400, G = 200). Vorab der Berichterstattung bestimmen Unternehmen im Rahmen einer **Wesentlichkeitsanalyse**, welche aller dort möglichen Leistungsindikatoren für die eigene Nachhaltigkeitsberichterstattung wesentlich sind, und berichten nur über diese.

Der Begriff der **Wesentlichkeit** stammt aus der angloamerikanischen Rechnungslegung (Materiality). Er besagt, dass im Jahresabschluss alle Tatbestände offengelegt werden müssen, die wesentlich sind. Die Auswahl der wesentlichen Tatbestände muss begründet werden (▶ Kap. 4.2). Zur Einführung der CSRD wurde das englische »materiality« oft mit Materialität übersetzt.

Für eine ordentliche Wesentlichkeitsanalyse ist es Voraussetzung, die Sichtweise der Stakeholder des Unternehmens auf das Unternehmen einzubeziehen. Dazu sollte ein **Stakeholderdialog** geführt werden (▶ Kap. 4.2). In den Universalstandards erklären die Unternehmen dann, wie und warum sie ihre Auswahl der für sie wesentlichen Leistungsindikatoren treffen.

Das Konzept der Wesentlichkeitsanalyse ist markant für die Nachhaltigkeitsberichterstattung. Es akzeptiert, dass wir uns dauerhaft in gesellschaftlichem und strukturellem Wandel befinden. Mit der Pflicht zur Wesentlichkeitsanalyse gesteht die GRI zu, dass nicht jeder Bereich für jedes Unternehmen relevant sein muss und dass den Unternehmen nicht von heute auf morgen Wissen zu allen Themenbereichen zur Verfügung steht. Wenn Unternehmen zu einem Aspekt nicht Bericht erstatten, müssen sie erklären, warum: Ist der Aspekt nicht relevant für sie oder ist es unmöglich, Daten dazu zu erheben? Damit schaffen sie für alle Beteiligten die nötige Transparenz, die es langfristig ermöglicht, die relevanten Ziele zu erreichen. Der abgeschlossene GRI-Bericht kann von einer neutralen Stelle geprüft und verifiziert werden.

Im Rahmen der für Krankenhäuser geltenden Berichtspflicht nach CSRD wurde auf diesem bewährten Prinzip der Berichterstattung aufgebaut. Krankenhäusern, die schon freiwillig nach GRI berichten, dürfte der Einstieg in die gesetzliche Berichterstattung deshalb leichter fallen.

## ISO 26000, ISO 14000, ISO 14001, EMAS

Kurze Zeit nach der Gründung der GRI verfasste 2002 die Gruppe Consumer Policy Committee (COPOLCO) der Internationalen Organisation für Normung (ISO) einen Artikel mit der Forderung einer Norm, die Unternehmen Hilfestellungen zu sozialverantwortlichem Handeln gibt. Die neu gegründete Arbeitsgruppe der ISO bekam viel Gegenwind. ISO-Normen, wie zum Beispiel die ISO 50001 (Energiemanagementsysteme), sind verpflichtend. Wie sollte soziale Verantwortung von Unternehmen in einer vergleichenden Norm verpflichtend festgelegt werden?

2010 wurde die **ISO 26000** trotzdem als empfohlener Leitfaden zur gesellschaftlichen Verantwortung von Unternehmen veröffentlicht (▶ Abb. 3.3). Sie ist eine Sammlung von **Best-Practice-Beispielen** für Unternehmen und kann ergänzend zum GRI-Standard zu Rate gezogen werden, um Inspiration für die Formulierung und Erreichung von Nachhaltigkeitszielen zu bekommen.

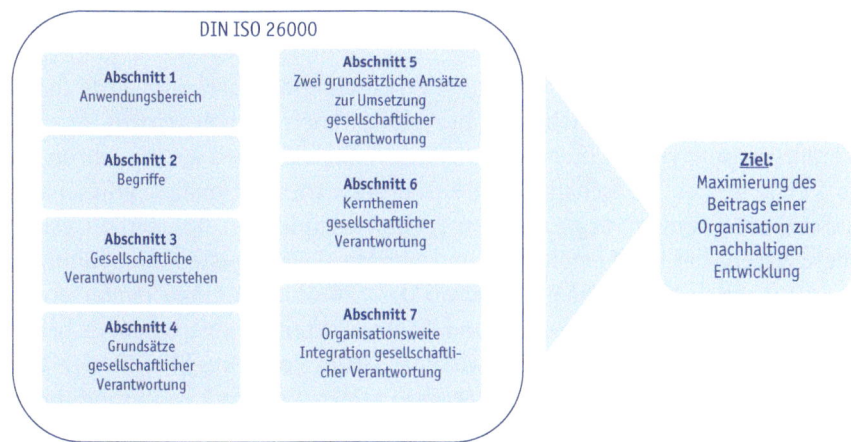

**Abb. 3.3:** Aufbau der DIN ISO 26000 (in Anlehnung an Bundesministerium für Arbeit und Soziales 2011)

Die ISO-14000-Standards sind eine Gruppe von freiwilligen Umweltmanagementstandards, die ebenfalls von der Internationalen Organisation für Normung herausgegeben werden. Sie bieten Unternehmen einen Rahmen, um systematisch ein Umweltmanagementsystem aufzubauen und zu verbessern. Die ISO 14001 ist für kleine bis große Unternehmen anwendbar und folgt einem festen Zyklus von Planen, Prüfen, Ausführen, Überprüfen, Verbessern.

Die europäische EMAS-Verordnung für Umweltmanagement und Umweltbetriebsprüfung ist ebenfalls ein Umweltmanagementsystem, das sich auch als Energiemanagementsystem im Rahmen eines Energieaudits anwenden lässt. Zudem muss laut EMAS-Verordnung eine Umwelterklärung erstellt und veröffentlicht werden. Dies ermöglicht eine bessere Kommunikation der Umweltleistungen an die Stakeholder. Damit ergänzt es die ISO 14001, ist effizienter in der Anwendung und schafft mehr Transparenz.

**Internationale Leitfäden für verantwortungsvolles unternehmerisches Handeln**

Neben diesen Entwicklungen zur Messung von nachhaltigem unternehmerischem Handeln schärfte sich das Bewusstsein dafür, was unter verantwortungsvollem unternehmerischem Handeln verstanden wurde. Schon 1976 wurden die **OECD-Leitsätze für multinationale Unternehmen** verabschiedet; sie sind das wichtigste, umfassende internationale Instrument in diesem Kontext. Sie beinhalten Empfehlungen in den Bereichen Transparenz, Arbeitsbeziehungen, Umwelt, Korruption, Verbraucherschutz, Technologietransfer, Wettbewerb und Steuern.

Allerdings sind die Leitsätze nicht verpflichtend. Jahrelang wurde diskutiert, ob und wie Unternehmen über bloße Empfehlungen hinaus zu ihrer Verantwortung verpflichtet werden können. Schon in den 1970er-Jahren gab es Versuche des Wirtschafts- und Sozialrates, transnationalen Wirtschaftsunternehmen einen vergleichbaren rechtsverbindlichen Rahmen zu geben. Diese waren aber nicht erfolgreich und wurden 1990 eingestellt (vgl. Klimke et al. 2016). Nach Kofi Annans Initiation des UN Global Compacts startete er einen weiteren Versuch, die Pro-und-Contra-Parteien zu vereinen. Er beauftragte 2005 den Harvard Politikwissenschaftler John Ruggie mit der Entwicklung eines Konzepts, wie die Staaten effektiv in die Regulierung multinationaler Unternehmen einbezogen werden können, ohne dass Unternehmen ihre Handlungshoheiten abgesprochen werden.

Als Ergebnis wurden 2011 die **UN-Leitprinzipien für Wirtschaft und Menschenrechte** vom UN-Menschenrechtsrat verabschiedet. Die Leitprinzipien unterteilen sich in die drei Säulen Schutz, Achtung und Wiedergutmachung und enthalten verpflichtende Aufgaben für Staaten und Empfehlungen für Unternehmen und Staaten. Ein wichtiger Bestandteil ist die Empfehlung an Unternehmen, auch ihre Geschäftsbeziehungen und Lieferketten auf die Einhaltung der Menschenrechte zu überprüfen. Staaten wurden verpflichtet, **Nationale Aktionspläne** (NAP) zu formulieren, die die Verantwortung unternehmerischen Handelns fördern. Deutschland hat einen entsprechenden NAP 2016 beschlossen. Das Ziel des deutschen NAPs war es, dass bis 2020 mindestens 50 Prozent aller in Deutschland ansässigen großen Unternehmen die Kernelemente menschenrechtlicher Sorgfalt anwenden und entsprechende Maßnahmen in ihre Prozesse integrieren.

Zeitgleich zu Annans Initiativen wurde auch ein stärkerer Einbezug des Finanzsektors zur Einhaltung der Sorgfaltspflichten von Unternehmen gefordert. Dies mündete 2006 in der Gründung der Investoreninitiative **UN-Prinzipien für verantwortliches Investieren.** Hierbei handelt es sich um einen freiwilligen Zusammenschluss zahlreicher internationaler Investoren mit den Partnern UNEP und UN Global Compact, die sich zu sechs Prinzipien zur Umsetzung, Offenlegung und Förderung der ESG-Themen in der Unternehmenspolitik verpflichten.

Teile der UN-Leitprinzipien für Wirtschaft und Menschenrechte und der UN-Prinzipien für verantwortliches Investieren wurden 2011 in die OECD-Leitsätze für multinationale Unternehmen übernommen. Die Leitsätze gelten nun auch für den Finanzsektor, umfassen verstärkt Umwelt- und Klimaschutzthemen und stellen fest, dass auch bei Geschäftsbeziehungen und in der Lieferkette auf verantwortungsvolles unternehmerisches Handeln zu achten ist.

### Deutscher Nachhaltigkeitskodex (DNK)

Auch in Deutschland gab es Initiativen zur Entwicklung von Nachhaltigkeitsstandards für Unternehmen. Nachdem 1992 bei der UNCED in Rio de Janeiro die Agenda 21 beschlossen wurde, rief die Bundesregierung in Deutschland 2001 den **Rat für nachhaltige Entwicklung** ins Leben. Dieser veröffentlichte 2011 den **Deutschen Nachhaltigkeitskodex** (DNK). Er bezieht sich auf Elemente der GRI-Richtlinien und etablierte sich als eine Art Einsteigerstandard mit geringerem Umfang als die GRI-Richtlinien. Wie auch die GRI-Richtlinien, wurde der DNK im Laufe der Zeit um mehrere Branchenleitfäden ergänzt. Mithilfe des DNK kann auch die Berichterstattung nach CSRD vereinfacht werden.

### Task Force on Climate-related Financial Disclosure (TCFD) und International Sustainability Standards Board (ISSB)

Nachdem sich mit dem Kyoto-Protokoll die Staaten erstmalig auf ein gemeinsames Klimaziel einigen konnten, sollte dieses durch das **Pariser Klimaschutzabkommen** 2015 aktualisiert und ausgeweitet werden. Ziel des

Abkommens ist es, die Klimaerwärmung zu stoppen und die Resilienz bei Klimaveränderungen zu steigern. Darüber hinaus lag bei diesem Abkommen ein großes Augenmerk darauf, die Finanzströme mit dem Ziel der Treibhausgasemissionsreduktion konsistent zu machen. Im Abkommen selbst blieben Formulierungen diesbezüglich eher vage. In den Diskussionen vor dem Abkommen war allerdings im Gespräch, einheitliche Standards zur Messung von klimarelevanten Daten zu etablieren, um besser nachvollziehen zu können, welche Auswirkungen Finanzinvestitionen auf das Klima haben. Darauf konnten sich die Staaten aber nicht einigen. So gründeten die G20 und das Financial Stability Board 2016 die **Task Force on Climate-related Financial Disclosure (TCFD),** die sich dieser Aufgabe annahm (TCFD 2024). 2021 gründete die IFRS das **International Sustainability Standards Board** (ISSB), das unter anderem die Empfehlungen der TCFD in ihren Standards implementiert. 2023 wurden die IFRS-Standards zur Nachhaltigkeit S1 und S2 publiziert, womit die Arbeit des TCFD beendet war.

## 3.2 Gesetzliche Berichtspflicht

Als 2015 die SDGs verabschiedet wurden, waren die freiwilligen Standards und die öffentliche Diskussion zur Nachhaltigkeitsberichterstattung so weit fortgeschritten, dass die ersten staatlichen Initiativen zu gesetzlichen Verpflichtungen in Gang kamen (▶ Tab. 3.1).

### Non-Financial Reporting Directive (NFRD) und die deutsche Umsetzung CSR-RUG

In der EU kam es zu der Einführung einer ersten gesetzlichen Pflicht zur Nachhaltigkeitsberichterstattung. 2014 wurde die **Non-Financial Reporting Directive (NFRD)** veröffentlicht. Die NFRD verpflichtet große Unternehmen (große kapitalmarktorientierte Unternehmen, Finanzinstitute und Versicherungen mit mehr als 500 Beschäftigten; dazu gehörten auch die ersten Krankenhäuser) in der Europäischen Union, ihren Lagebericht um nichtfinanzielle Aspekte zu erweitern. Folglich wurde der nichtfinanziellen Berichterstattung dieselbe Stellenwert wie der finanziellen Berichterstattung zugesprochen. Falschangaben werden wie in der finanziellen Berichterstattung geahndet. Nach NFRD musste über die Aspekte Umweltschutz, Soziales

3.2 Gesetzliche Berichtspflicht

**Tab. 3.1:** Eine Übersicht zu Rahmenwerken, Audits und Zertifikaten zur Nachhaltigkeit in Unternehmen

| | DNK | ISO 14001 | ISO 26000 | GRI | EMAS |
|---|---|---|---|---|---|
| Erklärung | In Deutschland etablierter Berichtstandard, der lfd. weiterentwickelt wird | Zertifizierter Standard für Umweltmanagementsysteme | Zertifizierter Leitfaden zur unternehmerischen Verantwortung | Umfassender Berichtsstandard | Zertifizierter Standard für Umweltmanagementsysteme |
| Vorteile | Basisstandard mit laufender Weiterentwicklung, Integration in ein Netzwerk; Einstieg in ein einfaches Managementsystem | Bekanntheit und Akzeptanz des Standards | Grundsätzliche Orientierung für den Aufbau von Nachhaltigkeitsprozessen | Basis für Managementsystem; internationale Anerkennung | Öffentliches Register der Anwender und Darstellung eines Umweltberichts |
| Nachteile | Für größere Unternehmungen und Konzerne und für detailliertere Beschäftigung zu stark vereinfachend | Keine Transparenzverpflichtung; einseitiger Fokus aus Umweltthemen; deckt nicht alle gesetzlichen Anforderungen ab | Keine Zertifizierung; hohe Freiheitsgrade, daher nur bedingt vergleichbar | Umfangreich, aufwendig und teilweise komplex | Aufwendiger und umfangreicher als ISO 14000 |
| **Transparenz** | x | | | | |
| **Berücksichtigung Aspekte der Wirtschaftlichkeit** | x | | x | x | |
| **Berücksichtigung Aspekte der Umwelt** | x | x | x | x | x |

3 Gesetze und Rahmenwerke der Nachhaltigkeit

Tab. 3.1: Eine Übersicht zu Rahmenwerken, Audits und Zertifikaten zur Nachhaltigkeit in Unternehmen – Fortsetzung

| | DNK | ISO 14001 | ISO 26000 | GRI | EMAS |
|---|---|---|---|---|---|
| Berücksichtigung Aspekte des sozialen Miteinanders | x | | x | x | |
| Zertifikat/Logo zur Außendarstellung | x | x | | x | x |

und Beschäftigte, die Einhaltung von Menschenrechten, Korruptions- und Bestechungsbekämpfung sowie Diversität im Vorstand berichtet werden. Zusätzlich zur NFRD wurden die **NFRD-Leitsätze** publiziert. Sie erklären mit Verweis auf die UN-Leitprinzipien für Wirtschaft und Menschenrechte, die OECD-Leitsätze für multinationale Unternehmen und die ISO-Normen, wie und worüber Unternehmen berichten sollen. In Deutschland wurde die NFRD mit dem **CSR-Richtlinie-Umsetzungsgesetz (CSR-RUG)** umgesetzt. Diese wurde 2017 im Bundestag beschlossen (siehe auch § 289b ff. HGB).

## Der European Green Deal

Die folgenden europäischen Gesetzesinitiativen fanden im Rahmen der Umsetzung des **European Green Deals** statt. Dieser wurde 2019 verabschiedet und dient in der Europäischen Union als Programm zur Umsetzung der Agenda 2030 und der SDGs (▶ Abb. 3.4). Der Green Deal beinhaltet die Zielsetzung, die EU als internationalen Vorreiter bis zum Jahr 2050 klimaneutral zu machen. Dieses Ziel soll ganzheitlich mit Veränderungen in folgenden Bereichen erreicht werden (vgl. European Green Deal):

- Versorgung mit sauberer, erschwinglicher und sicherer Energie
- Mobilisierung der Industrie für eine saubere und kreislauforientierte Wirtschaft
- Energie- und ressourcenschonendes Bauen und Renovieren
- Null-Schadstoff-Ziel für eine schadstofffreie Umwelt
- Ökosysteme und Biodiversität erhalten und wiederherstellen
- »Vom Hof auf den Tisch«: ein faires, gesundes und umweltfreundliches Lebensmittelsystem
- Raschere Umstellung auf eine nachhaltige und intelligente Mobilität
- Mobilisierung von Forschung und Förderung von Innovationen
- Niemanden zurücklassen (gerechter Umgang)

Zum Green Deal gehört ein Fahrplan mit Einzelmaßnahmen zur Zielerreichung. Ein Aufgabenfeld dieses Fahrplans ist es, die Nachhaltigkeitsberichterstattung von Unternehmen übersichtlicher zu gestalten. Bisher gab es eine Vielzahl von privaten Siegeln und Zertifikaten, zu deren Erhalt verschiedenste Kriterien von Unternehmensseite erfüllt werden mussten. Die Heterogenität konnte einfach für sogenanntes **Greenwashing** verwendet werden. Dabei wird mithilfe bestimmter öffentlichkeitswirksamer Signale dem Unternehmen ein umweltfreundliches Image verschafft, ohne dass es dazu eine hinreichende

Grundlage gibt. Die Kommission verpflichtete sich dazu, regulatorisch gegen derartige unzutreffende umweltbezogene Angaben vorzugehen, indem sie ein eigenes verpflichtendes Regelwerk schafft.

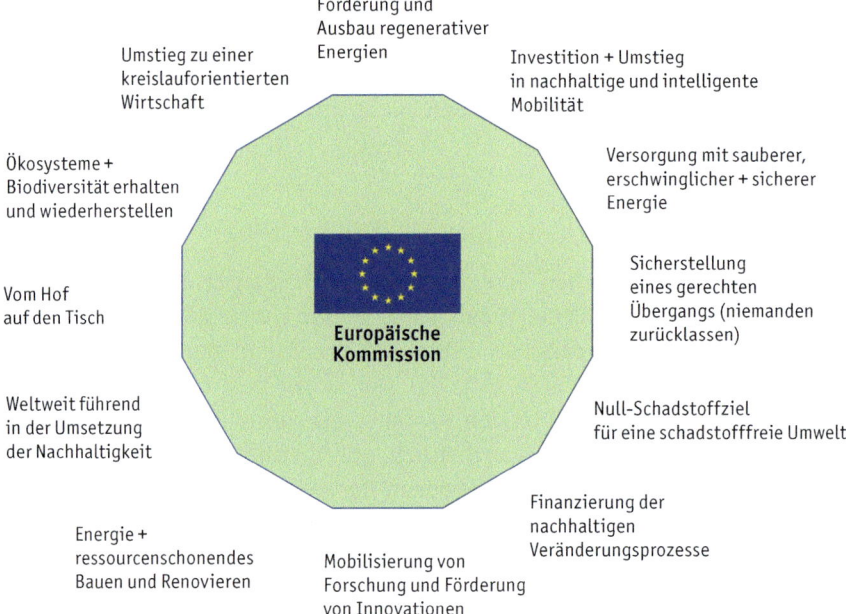

**Abb. 3.4:** Die Handlungsfelder im Rahmen des European Green Deal (in Anlehnung an Europäische Kommission 2019b)

## Sustainable Finance Disclosure Regulation (SFRD)

Eine grüne Wende ist kostspielig und kann und soll nicht allein durch öffentliche Mittel finanziert werden. Der Green Deal kündigte an, auch den Privatsektor in die Finanzierung einzubeziehen und dazu eine Strategie für ein nachhaltiges Finanzwesen vorzulegen. Im Rahmen dieser Strategie für das nachhaltige Finanzwesen wurde 2019 die **Sustainable Finance Disclosure Regulation (SFDR)** erlassen, die Finanzdienstleister dazu verpflichtet, offenzulegen, inwiefern sie in nachhaltige Tätigkeiten investieren. Diese Regelung betrifft die Krankenhäuser nur indirekt, wenn sie sich selbst um Finanzierung ihrer eigenen Tätigkeiten bemühen. So kann es für sie in Zukunft von Vorteil sein, nachweisen zu können, wie stark sie selbst in nachhaltige Tätigkeiten eingebunden sind (▶ Kap 2.2).

## EU-Taxonomie

Damit es möglich ist zu beurteilen, welche Wirtschaftstätigkeiten als nachhaltig gelten, bedarf es einer offiziellen Taxonomie. 2020 wurde die **EU-Taxonomie-Verordnung** verabschiedet (vgl. EU-Taxonomie). Sie definiert ökologisch nachhaltige Wirtschaftstätigkeiten (soziale und Organisationsführungsaspekte fließen nur indirekt in die Definition mit ein) und dient zur Klassifizierung ökologisch nachhaltiger Wirtschaftstätigkeiten. Sie kann als Grundlage für alle weiteren europäischen Gesetzestexte zur Nachhaltigkeitsberichterstattung verstanden werden. Allerdings ist anzumerken, dass die EU-Taxonomie ausschließlich die ökologisch nachhaltigen Wirtschaftstätigkeiten auflistet. Es fehlen bisher vergleichbare Taxonomien für die Themen Soziales und Organisationsführung. Derzeit fordern unter anderem die evangelischen Banken eine entsprechende soziale Taxonomie (faz 2022).

- Nach der EU-Taxonomie gilt eine Wirtschaftstätigkeit als ökologisch nachhaltig, wenn sie einen wesentlichen Beitrag zu und keine erhebliche Beeinträchtigung von den Umweltzielen Klimaschutz, Anpassung an den Klimawandel, nachhaltige Nutzung und Schutz von Wasser- und Meeresressourcen, Übergang zu Kreislaufwirtschaft, Vermeidung und Verminderung der Umweltverschmutzung und Schutz und Wiederherstellung der Biodiversität und der Ökosysteme leistet. Im Rahmen des Ziels, keine erhebliche Beeinträchtigung der Umweltziele zuzulassen, werden auch die **DNSH-Kriterien** (Do No Significant Harm) geprüft.
- Außerdem soll sie einen sozialen Mindestschutz entsprechend den folgenden Verordnungen einhalten: OECD-Leitsätze für multinationale Unternehmen, UN-Leitprinzipien für Wirtschaft und Menschenrechte, Grundprinzipien und Rechte aus den acht Kernübereinkommen der Erklärung der Internationalen Arbeitsorganisation über grundlegende Prinzipien und Rechte bei der Arbeit sowie Internationalen Charta der Menschenrechte (▶ Abb. 3.5). Zu jedem Umweltziel definiert die EU-Taxonomie inhaltliche und technische Bewertungskriterien, nach denen ein Beitrag zum Schutz der Umweltziele als wesentlich gilt. Die Europäische Kommission ist dazu verpflichtet, diese Kriterien regelmäßig zu überprüfen und gegebenenfalls anzupassen.

Um die Wirtschaftstätigkeiten normiert anzugeben, bietet sich der Bezug auf das statistische Klassifizierungssystem für Wirtschaftstätigkeiten der EU mit dem Namen **NACE** an. Außerdem verpflichtet die EU zur Berichterstattung zu drei von der Taxonomie definierten Kennzahlen: dem Anteil der Umsatzerlöse aus ökologisch nachhaltigen Wirtschaftstätigkeiten an den Gesamtumsatzerlösen, in diesem Buch **TotEx** genannt, dem Anteil der Investitionsausgaben in ökologisch nachhaltige Wirtschaftstätigkeiten an den Gesamtinvestitionsausgaben (**CapEx**) und dem Anteil der Betriebsausgaben im Zusammenhang mit ökologisch nachhaltigen Wirtschaftstätigkeiten gemessen an den Gesamtbetriebsausgaben (**OpEx**). Diese Kennzahlen müssen auch im Rahmen der Nachhaltigkeitsberichterstattung nach CSRD angegeben werden (▶ Kap. 5.2).

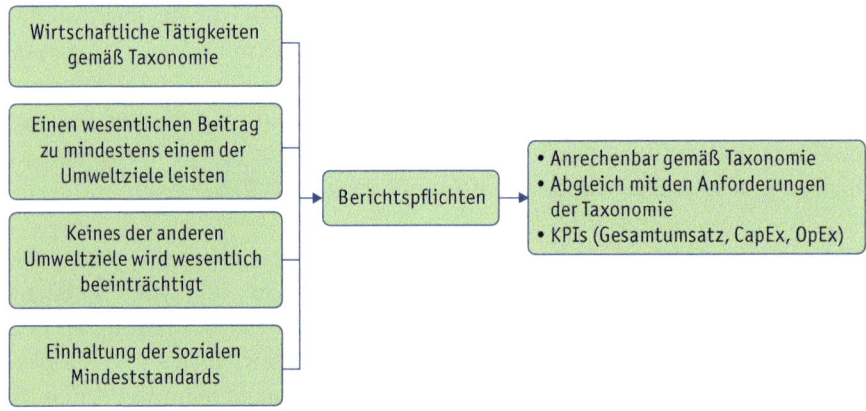

**Abb. 3.5:** Berichtspflichten nach EU-Taxonomie (in Anlehnung an Europäische Union 2020)

### Corporate Sustainability Reporting Directive (CSRD) und European Sustainability Reporting Standard (ESRS)

Die für die Krankenhäuser wichtigste Auswirkung des Green Deals ist die Überarbeitung der NFRD. Sie führte 2022 zur Verabschiedung der **Corporate Sustainability Reporting Directive** (CSRD), die in Deutschland die CSR-RUG ablöst. Damit sind nun nicht mehr nur große kapitalmarktorientierte Unternehmen zur Nachhaltigkeitsberichterstattung verpflichtet, sondern alle Unternehmen, die nicht Kleinstunternehmen sind. Die Pflicht beginnt abhängig von der Größe des Krankenhauses in einem anderen Berichtsjahr (▶ Tab. 3.2).

## 3.2 Gesetzliche Berichtspflicht

**Tab. 3.2:** Berichtspflicht für Unternehmen nach CSRD

| Berichtspflicht beginnt zum Berichtsjahr... | | | |
|---|---|---|---|
| ... 2024 | ... 2025 | ... 2026 | ... 2028 |
| Für große, kapitalmarktorientierte Unternehmen mit durchschnittlich mehr als 500 Beschäftigten | Für alle bilanzrechtlich großen Unternehmen | Für alle kapitalmarktorientierten kleinen und mittleren Unternehmen (KMU), sofern sie nicht von der Möglichkeit des Aufschubs bis 2028 Gebrauch machen. | Für nicht EU-Unternehmen mit EU-Niederlassungen |

Für die Unternehmensgrößen gilt die in Tabelle 3.3 dargestellte Klassifizierung (▶ Tab. 3.3).

**Tab. 3.3:** Klassifizierung von Unternehmensgrößen nach CSRD

| | Wenn mindestens zwei der drei folgenden Kriterien erfüllt sind, gilt ein Unternehmen als... | |
|---|---|---|
| | Großes Unternehmen | Kleinstunternehmen |
| Bilanzsumme | Mindestens 25 Mio. € | Maximal 450.000 € |
| Nettoumsatzerlöse | Mindestens 50 Mio. € | Maximal 900.000 € |
| Durchschnittliche Anzahl der Beschäftigten während des Geschäftsjahres | Mindestens 250 | Maximal 10 |

Bisher mussten nur wenige Krankenhäsuer nach CSR-RUG berichten. Die meisten Krankenhäuser werden von der Berichtspflicht ab 2026 betroffen sein. Das bedeutet, dass die betroffenen Krankenhäuser ab 2025 ihre Nachhaltigkeitsdaten erheben müssen.

Zu den CSRD erarbeitet die Arbeitsgruppe **European Financial Reporting Advisory Group** (EFRAG) in Konsultation mit EU-Institutionen wie der European Security and Markets Authority (ESMA) die **European Sustainability Reporting Standards** (ESRS). Dabei orientieren sie sich an internationalen freiwilligen Standards und Richtlinien und EU-Vorschriften wie der EU-Taxonomie. Die EFRAG unterbreitet der EU-Kommission in Form von fachlichen Empfehlungen die Standards. In einem ersten Entwurf umfasste der Katalog der EFRAG 2.000 Nachhaltigkeitsaspekte über die Unternehmen nach CSRD potenziell berichten sollen. Dieser Katalog wurde von Seiten der Vertreter der Wirtschaftsverbände als zu komplex bewertet und auf 580 Datenpunkte (ESRS) reduziert. Erste Teile der ESRS wurden 2023 als delegierte Rechtsakte durch die Europäische Kommission verabschiedet und sind direkt für betroffene Unternehmen verbindlich.

Der Aufbau der ESRS orientiert sich stark an den GRI-Richtlinien. Die ESRS unterteilen sich ebenso in die Kategorien branchenübergreifende, themenspezifische und sektorspezifische Standards. Wie im GRI-Standard sind die branchenübergreifenden Standards von allen Unternehmen verpflichtend auszufüllen. Die sektorspezifischen Standards gelten nur für einige ausgewählte Branchen. Die themenspezifischen Standards sind nach den ESG-Kriterien sortiert (▶ Abb. 3.6).

Bisher sind nicht alle Teile der Standards veröffentlicht. Im Juli 2023 wurden die zwei sektorübergreifenden Standards und die zehn themenspezifischen Standards publiziert. 2024 folgen sektorspezifische Berichtsstandards für zehn Sektoren, vereinfachte Berichtsstandards für börsengelistete kleine und mittlere Unternehmen und ggfs. eine Erweiterung der Berichtsstandards. Im letzten Schritt werden sektorspezifische Berichtsstandards für voraussichtlich rund 30 weitere Sektoren ergänzt. Sie werden von der EFRAG bis zum 30.06.2026 entwickelt.

Wie im GRI-Standard besteht bei den themenspezifischen Standards eine Wahlfreiheit für Unternehmen. Unternehmen werden verpflichtet, im Rahmen einer Wesentlichkeitsanalyse zu überprüfen, welche Nachhaltigkeitsaspekte für sie relevant sind. Nur über die für sie wesentlichen Punkte müssen sie dann letztendlich berichten. Gemäß dem Grundsatz **Comply or Explain** muss dokumentiert werden, warum einzelne Aspekte keine Relevanz für das Krankenhaus haben und daher nicht ausgewiesen werden.

Der Nachhaltigkeitsbericht soll die Berichtspflichten zu ESG-Themen bündeln. Somit müssen auch die Kennzahlen und Berichtselemente der EU-Taxonomie in den Nachhaltigkeitsbericht aufgenommen werden. In ESRS 1 in Anhang F wird der EU-Taxonomie deshalb ein eigenes Berichtskapitel eingeräumt.

## Lieferkettensorgfaltspflichtengesetz (LkSG) und Corporate Sustainability Due Diligence Directive (CSDDD)

Nachdem im Rahmen der UN-Leitprinzipien für Wirtschaft und Menschenrechte der deutsche Nationale Aktionsplan erlassen wurde (▶ Kap 3.1) und seine Ziele nicht erreicht wurden, verabschiedete der Deutsche Bundestag das

## 3.2 Gesetzliche Berichtspflicht

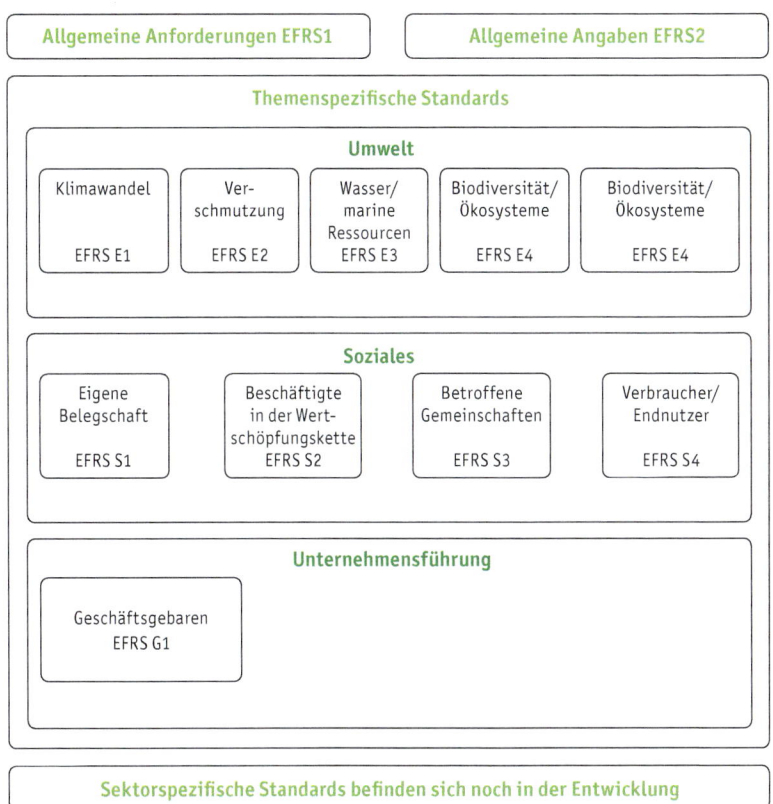

**Abb. 3.6:** Aufbau der ESRS

**Lieferkettensorgfaltspflichtengesetz** (LkSG). Es trat zum 01.01.2023 in Kraft und galt zunächst für Unternehmen mit mehr als 3.000 Beschäftigten, seit 2024 für alle Unternehmen mit mehr als 1.000 Beschäftigten. Damit werden auch einige Krankenhäuser von dem Gesetz betroffen sein.

Das LkSG verpflichtet Unternehmen, Verletzungen der Menschenrechte und Zerstörung der Natur durch Zulieferer zu identifizieren und zu überwachen und einen bestimmten Handlungsablauf zu durchlaufen, wenn es zu Verstößen kommt (▶ Abb. 3.7). Es muss auf Verletzungen in den folgenden zehn Bereichen geachtet werden:

- Kinderarbeit; Zwangsarbeit; alle Formen der Sklaverei
- Missachtung der Pflichten des Arbeitsschutzes, wenn hierdurch die Gefahr von Unfällen oder arbeitsbedingte Gesundheitsgefahren entstehen
- Missachtung der Koalitionsfreiheit

## 3 Gesetze und Rahmenwerke der Nachhaltigkeit

- Ungleichbehandlung; Vorenthalten eines angemessenen Lohns
- Schädliche Bodenveränderung; Gewässerverunreinigung; Luftverunreinigung; schädliche Lärmemission oder übermäßiger Wasserverbrauch
- Widerrechtliche Zwangsräumung und Entzug von Land, Wäldern und Gewässern, deren Nutzung die Lebensgrundlage von Personen sichert
- Umweltschädliches Verhalten, das zu Menschenrechtsverletzungen führt

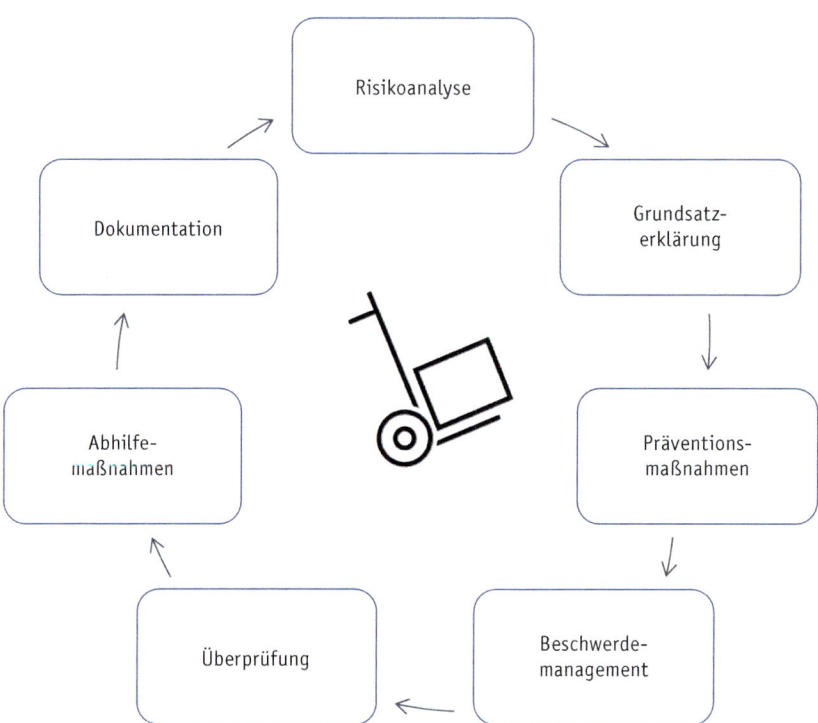

**Abb. 3.7:** Der Handlungsablauf des LkSG im Überblick

Der durchzuführende Handlungsablauf basiert auf einer Risikoanalyse, die die gesamte Wertschöpfungskette in Betracht zieht. Dazu veröffentlicht das **Bundesamt für Wirtschaft und Ausfuhrkontrolle** (BAFA) einen Fragenkatalog. Bei beobachteten Menschenrechtsverstößen müssen Unternehmen Maßnahmen zur Abhilfe und Prävention durchführen und ein Beschwerdemanagement einrichten. Geschieht dies nicht, drohen Bußgelder in Höhe von bis zu zwei Prozent des Jahresumsatzes und der Ausschluss von öffentlichen Aufträgen für eine Dauer von 2–3 Jahren.

Auf Basis der Vorlage des Referentenentwurfs des Bundesjustizministeriums zur Umsetzung der CSRD in deutsches Recht soll u. a. das LkSG angepasst werden. Mit dem Ziel, doppelte bzw. gleichgelagerte Berichtspflichten zu vermeiden, kann die Berichtspflicht nach LkSG ausgesetzt werden, wenn verpflichtend oder freiwillig ein Nachhaltigkeitsberichts nach CSRD/ESRS erstellt und dieser anschließend durch einen externen Prüfer geprüft wird (Bundesministerium der Justiz 2024).

Auf europäischer Ebene sprach sich 2024 das Europäische Parlament für die **Corporate Sustainability Due Diligence Directive (CSDDD)** aus und nahm sich ihrer Ausarbeitung an. Mit der CSDDD sollen Unternehmen nicht nur ihre Zulieferer, sondern ihre gesamte Lieferkette auf Menschenrechtsverletzungen und auf die Entstehung von Umweltschäden überprüfen. Es ist eine zivilrechtliche Haftung vorgesehen. Europäische Unternehmen können für Missstände entlang ihrer Lieferkette verklagt werden. Im Jahr 2026 soll die CSDDD in nationales Recht übersetzt werden und das LkSG ablösen.

> **Kernsatz 1**
> Die freiwilligen Berichtsstandards, die sich seit den 1980er-Jahren entwickelten, schafften die Grundlage für eine europäische Pflicht zur Nachhaltigkeitsberichterstattung.
>
> **Kernsatz 2**
> Die CSRD definiert, welche Unternehmen wann mit einer Nachhaltigkeitsberichterstattung beginnen müssen.
>
> **Kernsatz 3**
> Wie genau ein Nachhaltigkeitsbericht nach CSRD auszusehen hat, definieren die ESRS, die von der EFRAG entwickelt werden.

### Quellen und weiterführende Links

Bundesamt für Umwelt, Naturschutz, Bau und Reaktorsicherheit (2014): Gesellschaftliche Verantwortung von Unternehmen. https://www.bmuv.de/fileadmin/Daten_BMU/Pools/Broschueren/csr_iso26000_broschuere_bf.pdf (25.10.2023).

Deutscher Nachhaltigkeitskodex (2022): https://www.deutscher-nachhaltigkeitskodex.de/ (25.09.2023).

Bundesministerium der Justiz (2024): Gesetz zur Umsetzung der Richtlinie (EU) 2022/2464 des Europäischen Parlaments und des Rates vom 14. Dezember 2022 zur Änderung der Verordnung (EU) Nr. 537/2014 und der Richtlinien 2004/109/EG, 2006/43/EG und 2023/

34/EU hinsichtlich der Nachhaltigkeitsberichterstattung von Unternehmen. https://www.bmj.de/SharedDocs/Gesetzgebungsverfahren/DE/2024_CSRD_UmsG.html (22.03.2024).

Bundesministerium für Arbeit und Soziales (2011): Die DIN ISO 26000 »Leitfaden zur gesellschaftlichen Verantwortung von Organisationen.« https://www.bmas.de/SharedDocs/Downloads/DE/Publikationen/a395-csr-din-26000.html (15.09.2023).

Die Bundesregierung (2023): Die 17 globalen Nachhaltigkeitsziele. https://www.bundesregierung.de/breg-de/themen/nachhaltigkeitspolitik/die-un-nachhaltigkeitsziele-1553514 (25.10.2023).

Die Bundesregierung (2017): Nationaler Aktionsplan. https://www.auswaertiges-amt.de/blob/297434/8d6ab29982767d5a31d2e85464461565/nap-wirtschaft-menschenrechte-data.pdf (25.09.2023).

Deutsches Global Compact Netzwerk (2024): Leitprinzipien für Wirtschafts- und Menschenrechte. https://www.auswaertiges-amt.de/blob/266624/b51c16faf1b3424d7efa060e8aaa8130/un-leitprinzipien-de-data.pdf (24.02.2024).

EFRAG (2023): The first set of ESRS – the journey from PTF to delegated act. https://www.efrag.org/lab6 (15.01.2024).

Europäische Union (2020): EU-Taxonomie: https://eur-lex.europa.eu/legal-content/DE/TXT/HTML/?uri=CELEX:32020R0852#d1e2212-13-1 (20.05.2023).

Europäische Kommission (2019a): Der europäische Grüne Deal: https://commission.europa.eu/strategy-and-policy/priorities-2019-2024/european-green-deal_de (15.01.2024).

Europäische Kommission (2019b): Der Europäische Grüne Deal: https://eur-lex.europa.eu/legal-content/DE/TXT/HTML/?uri=CELEX:52019DC0640 (15.01.2024).

Frankfurter Allgemeine Zeitung – faz (07.06.2022): EU Taxonomie: Vergesst Kitas und Krankenhäuser nicht! https://www.faz.net/aktuell/wirtschaft/eu-taxonomie-vergesst-kitas-und-krankenhaeuser-nicht-18086932.html (07.06.2024).

Fischer, F. (2022): Beyond the obvious – Warum wir über Biodiversität sprechen müssen: https://transformations-magazin.com/magazin/beyond-the-obvious-warum-wir-ueber-biodiversitaet-spre-chen-muessen/ (22.09.2023).

Global Compact (2006): Who Cares Wins: Connecting Financial Markets to a Changing World. https://www.unepfi.org/fileadmin/events/2004/stocks/who_cares_wins_global_compact_2004.pdf (12.02.2024).

Herzog, Ch. (2024): Corporate Sustainability Due Diligence Directive (CSDDD) ist verabschiedet. https://www.haufe.de/sustainability/debatte/csddd-ist-verabschiedet_575768_618564.html (15.03.2024).

Kern, W. (2022): Zusammenfassung zur EU Sustainable Finance Regulierung (Gemeinwohl Ökonomie): https://germany.ecogood.org/wp-content/uploads/sites/8/2023/01/zusamenfassung_sustainable_finance_regulierung.pdf (30.04.2024)

Klimke, R., Lorenzoni Escobar, L., Tietje Ch. (2016): Fünf Jahre UN-Leitprinzipien für Wirtschaft und Menschenrechte. Vereinte Nationen 6/2016, 243–247.

Konferenz der Vereinten Nationen für Umwelt und Entwicklung (1992): Agenda 21: https://www.bmz.de/de/service/lexikon/agenda-21-13996 (25.01.2024).

UNFCCC: https://unfccc.int/resource/docs/convkp/convger.pdf (30.04.2024).

UNRIC (2024): Nachhaltige Entwicklung fördern. https://unric.org/de/un-aufgaben-ziele/nachhaltige-entwicklung/ (16.02.2024).

# 4 Methoden und systematische Prozesse der Nachhaltigkeitsberichterstattung

Die Grundlage für die Nachhaltigkeitsberichterstattung nach CSRD ist die sorgfältige Erarbeitung einer Wesentlichkeitsanalyse. Sie dient dazu, die wesentlichen themenspezifischen Berichtsinhalte zu definieren. Es werden die Ausgangslage beschrieben und Nachhaltigkeitsziele und entsprechende Umsetzungsmaßnahmen festgelegt. Die Perspektiverweiterung nach der Doppelten Wesentlichkeit soll Krankenhäusern helfen, die wechselseitigen Auswirkungen mit ihrer Umgebung zu analysieren. Hierzu ist der Einbezug von Stakeholdern sowie die Betrachtung der gesamten Wertschöpfungskette und größerer Zeithorizonte gefordert. Die Darstellung der Ergebnisse der Wesentlichkeitsanalyse in Form einer Matrix schafft Übersichtlichkeit, bevor sie in die relevanten Berichtsinhalte übersetzt werden. Im Nachhaltigkeitsbericht müssen auch die Methoden und die systematische Vorgehensweise, die zur Entscheidung über die Wesentlichkeit führten, dargestellt werden.

**Leitfragen zur Umsetzung**

- Welche Perspektiven auf die Nachhaltigkeitsaspekte müssen bei der Doppelten Wesentlichkeit berücksichtigt werden?
- Sind die Auswirkungen der unternehmerischen Tätigkeit des Krankenhauses auf soziale, ökologische und strukturelle Aspekte und die Abhängigkeiten des Krankenhauses von diesen Aspekten deutlich?
- Welches sind die relevanten Schritte, um mittels einer Wesentlichkeitsanalyse die Berichtsinhalte nach CRSD zu definieren?
- Warum ist der Austausch mit den Stakeholdern in Bezug auf die Umsetzung einer nachhaltigen Entwicklung in der vernetzen Welt so relevant?
- Wer sind die relevanten Stakeholder laut ESRS und wie wird ein langfristiger Dialog bezüglich der Nachhaltigkeitsthemen mit ihnen aufgebaut?
- Was ist beim Aufbau eines Nachhaltigkeitsmanagement zu beachten und wie lassen sich Nachhaltigkeitsziele managen?

4 Methoden und systematische Prozesse der Nachhaltigkeitsberichterstattung

Die Anforderungen zur Pflicht der Nachhaltigkeitsberichterstattung nach CSRD lassen sich dauerhaft und qualitativ nur mit einem internen Nachhaltigkeitsmanagement bewältigen. Im ersten Schritt gilt es, mit der Geschäftsführung und den Verantwortlichen abzustimmen, wie der Nachhaltigkeitsbericht den Lagebericht ergänzt und was unter der Doppelten Wesentlichkeit zu verstehen ist. Zudem sollte geprüft werden, ob der Nachhaltigkeitsbericht als Teil des Lageberichts der einzelnen Organisationseinheit oder eines Konzernlageberichts erstellt werden muss. Die Wesentlichkeitsanalyse inklusive des Stakeholderdialogs dient der Festlegung der wesentlichen Berichtsinhalte gemäß der CSRD. Darüber hinaus dient die Wesentlichkeitsanalyse der Einarbeitung in den Aufbau der Berichtsstandards (ESRS), in die Konventionen und Konzepte sowie die Anforderungen der Darstellung von Nachhaltigkeitsinformationen. Die EFRAG hat ergänzende Leitlinien zur Anwendung der ESRS, zur Durchführung der Wesentlichkeitsanalyse und der Berücksichtigung der Wertschöpfungskette herausgegeben, die sich (Stand Januar 2024) noch in der Konsolidierung befinden. Wenn die Grundlagen mithilfe der Wesentlichkeitsanalyse erarbeitet wurden, können Nachhaltigkeitsziele und -maßnahmen hergeleitet werden. Anschließend beginnt die eigentliche Berichterstellung, wie sie im nachfolgenden Kapitel erklärt wird.

## 4.1 Wesentlichkeitsanalyse auf Basis der Doppelten Wesentlichkeit

Die Nachhaltigkeitsstandards der ESRS umfassen zum aktuellen Stand allgemeine und themenspezifische Standards. Letztere machen den größten Teil der für alle Unternehmen relevanten Standards aus. Sie umfassen zehn Themen aus dem ESG-Bereich mit insgesamt 649 Datenpunkten. Hinter jedem Datenpunkt steht ein Nachhaltigkeitsaspekt, zu dem Unternehmen potenziell einen Einfluss auf ihr Umfeld haben beziehungsweise von ihrem Umfeld beeinflusst werden. Dahinter steht die grundlegende Annahme, dass sich alles durch den hohen Grad der Vernetzung gegenseitig beeinflusst. Jedoch ist nicht jeder Einfluss signifikant und berichtenswert. Auch kann nicht jeder Einfluss erfasst werden. So hat der Gesetzgeber festgelegt, dass nur über die wesentlichen Berichtsinhalte berichtet werden muss.

Der Gesetzgeber bestimmt aus diesem Grund, dass sich Unternehmen vor der eigentlichen Berichterstattung mit den Einflussgrößen der Nachhaltigkeit in Bezug auf das eigene Unternehmen auseinanderzusetzen haben, um so die für das eigene Unternehmen wesentlichen Nachhaltigkeitsaspekte zu bestimmen. Schließlich muss nur über diese Aspekte Bericht erstattet werden. Damit wird eine nahezu unmögliche Aufgabe greifbar und im Umfang machbar.

Diese Eingrenzung der Einflussgrößen hat mittels der Durchführung einer Wesentlichkeitsanalyse auf Basis der Doppelten Wesentlichkeit zu erfolgen. Sie ist für alle berichterstattenden Unternehmen gesetzliche Pflicht. Die Wesentlichkeitsanalyse ist demnach der Ausgangspunkt und definiert den Berichtsumfang und das Ausmaß der Datenerhebung. Wie auch bei der finanziellen Unternehmensberichterstattung soll so sichergestellt werden, dass der Fokus auf aussagekräftigen Informationen liegt.

**Die Doppelte Wesentlichkeit**

Die Nachhaltigkeitsberichterstattung soll Unternehmen veranlassen, Bewusstsein für ihre Nachhaltigkeitsthemen zu schaffen oder zu erweitern. Dabei steht eine Sensibilisierung für den Einfluss der eigenen Aktivitäten auf das Umfeld und der Umgebung auf die eigenen Aktivitäten im Vordergrund. Konkret bedeutet dies einerseits, dass Unternehmen in der Lage sein sollten, ungewollten Schaden durch ihr Handeln zu vermeiden und positive Auswirkungen zu erkennen (**Inside-out-Perspektive**). Andererseits bedeutet es, die Bereiche zu erkennen, in welchen das Unternehmen stark von seinem Umfeld beeinflusst wird (**Outside-in-Perspektive**). Beide Perspektiven müssen im Rahmen der Wesentlichkeitsanalyse vom Unternehmen eingenommen werden. Der Gesetzgeber nennt dies die Doppelte Wesentlichkeit und spricht im Zusammenhang mit der Inside-out-Perspektive von der **Wesentlichkeit der Auswirkungen** (des Unternehmens auf das Umfeld) und im Zusammenhang mit der Outside-in-Perspektive von der **finanziellen Wesentlichkeit** (Auswirkung des Umfelds auf die finanzielle Situation des Unternehmens) (▶ Abb. 4.1).

Die **Doppelte Wesentlichkeit** hat zwei Dimensionen: die Wesentlichkeit der Auswirkungen und die finanzielle Wesentlichkeit. Ein Nachhaltigkeitsaspekt erfüllt das Kriterium der doppelten Wesentlichkeit, wenn er unter dem Gesichtspunkt der Auswirkungen und/oder unter finanziellen Gesichtspunkten wesentlich ist. (Begriffsbestimmungen der ESRS)

Auf Krankenhäuser übertragen bedeutet dies konkret: Mit der finanziellen Wesentlichkeit werden Nachhaltigkeitsaspekte als wesentlich definiert, die relevante Chancen und Risiken für die finanzielle Situation des Krankenhauses bergen. Sie umfasst Angaben, die für das Verständnis des Geschäftsverlaufs, des Geschäftsergebnisses oder der Lage des Krankenhauses notwendig sind. Entsprechend einer Risikobewertung im Rahmen einer Wirtschaftsprüfung können zur Ermittlung der wesentlichen Aspekte Schwellenwerte definiert werden. Im Gegensatz zu dieser Bewertung sind die Zeithorizonte in der Nachhaltigkeitsberichterstattung aber deutlich weiter gefasst. Die folgenden Fragen können bei der Ermittlung der finanziell wesentlichen Aspekte als Orientierung dienen:

- Wie beeinflussen externe Entwicklungen, wie beispielsweise unerwartete Wetterereignisse, Fachkräftemangel, Lieferengpässe oder eine strengere Regulatorik, den Ablauf und die Prozesse in einem Krankenhaus?
- Gibt es Nachhaltigkeitsaspekte innerhalb des Gesundheitssektors, die bereits von anderen Gesundheitsversorgern, medizinischen Einrichtungen oder Lieferanten identifiziert und umgesetzt werden und das eigene Krankenhaus beeinflussen?
- Wo liegen die Hauptrisiken und -chancen für Krankenhäuser und wie werden diese gesteuert oder gemindert?

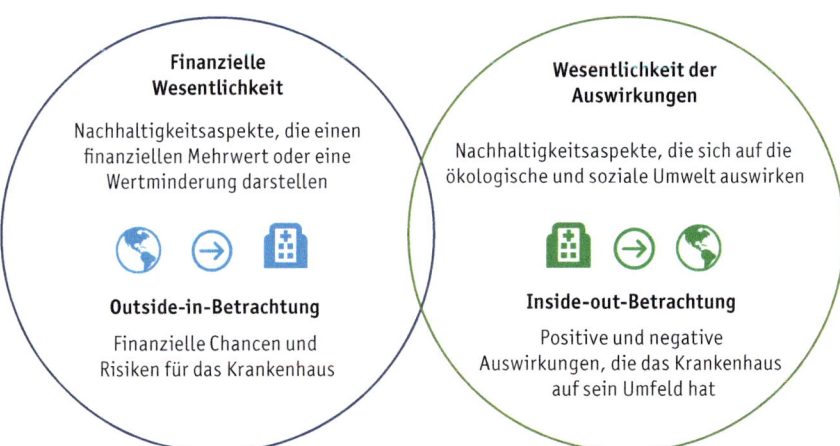

**Abb. 4.1:** Die Doppelte Wesentlichkeit

Mit der Wesentlichkeit der Auswirkungen werden tatsächliche und potenzielle, positive und negative Auswirkungen des Krankenhauses auf die soziale und ökologische Umwelt betrachtet. Folgende Angaben können dabei hilfreich sein:

- Wie werden durch das Krankenhaus Umweltbelange wie Klimaauswirkungen, die Vermeidung und Verminderung der Umweltverschmutzung, Energienutzung und Biodiversität beeinflusst?
- Wie geht das Krankenhaus mit sozialen Themen wie Gesundheit und Sicherheit der Beschäftigten, Vielfalt und Gleichbehandlung, Menschenrechtsverletzungen in der Lieferkette und sozialem Engagement um?
- Inwiefern werden in Management- und Kontrollprozessen im Krankenhaus Nachhaltigkeitsaspekte berücksichtigt?

**Planung und Durchführung der Wesentlichkeitsanalyse**

Um im Rahmen der Wesentlichkeitsanalyse das soziale und ökologische Umfeld angemessen bestimmen und bewerten zu können, schreibt der Gesetzgeber vor, regelmäßige Stakeholderdialoge mit den Stakeholder(gruppe)n des Unternehmens zu führen. Außerdem sind wichtige Quellen wie Studien, vorhandene Zertifizierungen, Nachhaltigkeitsdaten, Qualitätsberichte, Lieferantendaten, Audits und Risikoanalysen zu Rate zu ziehen.

In ESRS 1.3 wird die Wesentlichkeitsanalyse auf Basis der Doppelten Wesentlichkeit genau erläutert und in ESRS 2.4 anschließend beschrieben, wie die Einordnung und Bewertung der Aspekte hinsichtlich der Auswirkungen, Chancen und Risiken zu erfolgen hat. Anlage A bietet eine Auflistung der Nachhaltigkeitsaspekte, die in den themenbezogenen ESRS behandelt werden und dabei beachtet werden müssen. Das Ablaufdiagramm in Anlage E gibt wichtige Hinweise zum Ablauf der Wesentlichkeitsanalyse.

Im Nachhaltigkeitsbericht ist anschließend darzustellen, welche Methoden wie angewendet wurden und wie der Prozess der Wesentlichkeitsanalyse durchgeführt wurde. Für die Prüfung sind Nachvollziehbarkeit und eine systematische Vorgehensweise relevant. Deswegen ist die transparente Dokumentation des Ablaufs, der Quellen und der Bewertungen wichtig. Auf Basis dieser Analyse können dann die wesentlichen zu berichtenden Einflussgrößen begründet werden. Sollten hier Aspekte übersehen werden, ist der Bericht angreifbar. Die Wesentlichkeitsanalyse nach der Doppelten Wesentlichkeit wird deshalb auch als das Fundament der Nachhaltigkeitsberichterstattung angesehen.

Da sich die wesentlichen Nachhaltigkeitsaspekte eines Krankenhauses mittelfristig verändern, ist es vor dem Hintergrund der jährlichen Berichterstattung erforderlich, die Wesentlichkeitsanalyse regelmäßig zu prüfen und anzupassen. Wurde sie jedoch einmal sorgfältig ausgearbeitet und gab es keine grundlegenden strategischen, organisatorischen oder externen Veränderungen, hält sich der Aufwand für die folgenden Nachhaltigkeitsberichte in Grenzen.

Es bietet sich an, die Durchführung der Wesentlichkeitsanalyse als Anlass zu nehmen, Strukturen für ein Nachhaltigkeitsmanagement aufzubauen. Dabei kann sich an dem Konzept der Wesentlichkeitsanalyse orientiert werden. Das bedeutet, dass die Ermittlung, Bewertung, Priorisierung und Überwachung der potenziellen und tatsächlichen Auswirkungen, Risiken und Chancen, die im Bericht darzustellen sind, als Grundlage für die Steuerung der nachhaltigen Entwicklung genutzt werden kann (ESRS 2.53(b) und (c)). Die folgenden exemplarischen Schritte zur systematischen Erarbeitung der Wesentlichkeitsanalyse kann als Inspiration und Orientierung für den Aufbau eines Nachhaltigkeitsmanagement im Krankenhaus dienen (▶ Abb. 4.2).

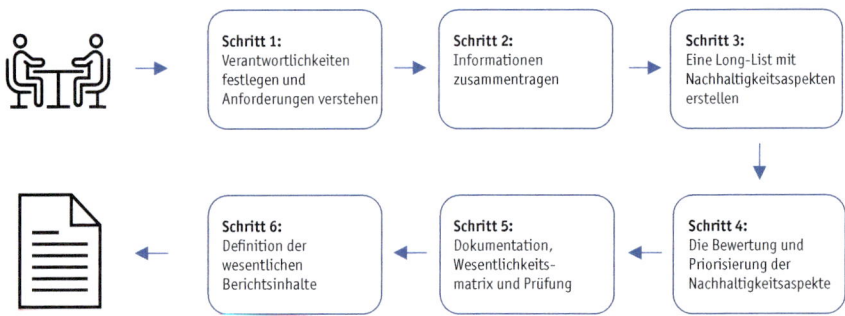

**Abb. 4.2:** Beispiel eines Ablaufs der Wesentlichkeitsanalyse

### Schritt 1: Verantwortlichkeiten festlegen und Anforderungen verstehen

Die Durchführung der Wesentlichkeitsanalyse ist eine derart umfangreiche und zentrale Aufgabe, dass sie von einer Einzelperson nicht zu leisten ist. Hierzu bedarf es Teamarbeit. Je nach Größe des Krankenhauses, der Komplexität der Bereiche und Strukturen sowie des Reifegrades hinsichtlich der Erfassung von Nachhaltigkeitsaspekten ist die Zusammenstellung des Teams zu wählen. Es ist sinnvoll, mit der Teamgründung gleich eine nachhaltige Organisationsstruktur (▶ Kap. 2.1) zur effizienten Nachhaltigkeitsberichterstattung aufzubauen. Dazu bieten sich folgende Personalstrukturen zur Etablierung der in Kapitel 2 beschriebenen Arbeitsweisen an:

- <u>Zielformulierung</u>: Ein Steuerungskreis, der strategische Entscheidungen unter Einbeziehung der Geschäftsführung trifft.

- Interdisziplinarität: Ein interdisziplinäres Kernteam mit bestenfalls Vertretern aus den relevanten Stakeholdergruppen, das die Wesentlichkeitsanalyse durchführt und die Nachhaltigkeitsthemen und Berichtsinhalte erarbeitet.
- Wissensaustausch und Transparenz: Unterstützende Expertenkreise, die ihre fachliche Expertise zu Themen und Prozessen bereitstellen.
- Agilität: Arbeitsgruppen, die Maßnahmen und Projekte operativ umsetzen und Feedback dazu an den Steuerungskreis leiten.

Für die Durchführung der Wesentlichkeitsanalyse ist in erster Linie das interdisziplinäre Kernteam in Kooperation mit dem Steuerungskreis verantwortlich. Es ist wichtig, dass alle relevanten Stakeholder einbezogen werden, die Nachvollziehbarkeit durch eine angemessene Dokumentation sichergestellt wird und das notwendige Wissen bezüglich der Vorgaben und Nachhaltigkeitsthemen bei der Erstellung vorhanden ist.

**Schritt 2: Informationen zusammentragen**

Bevor mit der Erarbeitung der für das Krankenhaus wesentlichen Nachhaltigkeitsaspekte begonnen wird, müssen die mit dieser Aufgabe betrauten Personen genügend Wissen über die Situation des Krankenhauses und die Nachhaltigkeitsaspekte sammeln. Dazu gehört:

- Expertenwissen zu den Themenbereichen der Nachhaltigkeit: Um den Einfluss einiger Nachhaltigkeitsaspekte auf das Krankenhaus und vice versa beurteilen zu können, bedarf es wissenschaftlicher Informationen zu diesen Nachhaltigkeitsaspekten. Wie zum Beispiel wird sich die demografische Situation entwickeln? Welche Maßnahmen fördern nachhaltig die Natur in der Umgebung des Krankenhauses? Hier bietet es sich an, im Vorfeld zu der Analyse Experten zu den einzelnen Themen zu kontaktieren oder vielleicht sogar direkt im eigenen Krankenhaus ausfindig zu machen, um sich schnell einen Überblick über die Themen erarbeiten zu können.
- Informationen über die Stakeholdergruppen: Der Gesetzgeber schreibt einen regelmäßigen Stakeholderdialog (▶ Kap 4.2) in passenden Formaten vor. Es ist sinnvoll, diese im Vorfeld zur ersten Wesentlichkeitsanalyse zu etablieren, um das Feedback der Stakeholder für die Erarbeitung der wesentlichen Nachhaltigkeitsaspekte zu nutzen.
- Abbild der Organisationsstruktur: Eine Abbildung der Organisationsstruktur hilft, den Überblick zu behalten und die Krankenhausspezifika zu berücksichtigen. Grundsätzlich kann sich an den Einheiten orientiert werden,

die auch im Finanzbericht berücksichtigt werden. Die Detailtiefe der Abbildung der Organisationsstruktur kann im Laufe der Jahre ausgebaut werden. Die Übersicht über die Organisationsstruktur hilft, alle Nachhaltigkeitsaspekte zu erkennen und sie entsprechend dem gesamten Unternehmen oder Tochterunternehmen, Standorten, Fachbereichen oder medizinischen Großgeräten zuzuordnen. Dies kann auch bei der Datenerfassung nützlich sein, um zu definieren, wo die Daten erhoben und abgespeichert werden sollen.

- Gesetzeslage verstehen: Die Auseinandersetzung mit den Allgemeinen Standards sowie die Einarbeitung in die Themenstandards der ESRS ist eine Voraussetzung für alle weiteren Schritte (▶ Kap. 5). Erst wenn die grundlegenden Prinzipien und Anforderungen an die Berichterstattung verstanden wurden, ist es möglich, perspektivisch die für die Berichterstattung wesentlichen Inhalte zu definieren.

**Schritt 3: Eine Long-List mit Nachhaltigkeitsaspekten erstellen**

Im nächsten Schritt geht es darum, auf Grundlage der zusammengetragenen Informationen eine möglichst umfangreiche Liste an Nachhaltigkeitsaspekten zu erstellen. In diesem Schritt muss noch nicht geprüft werden, ob die Aspekte wesentlich sind. Es geht stattdessen darum, alle Nachhaltigkeitsaspekte, die im Zusammenhang mit dem Krankenhaus stehen, in einem offenen Brainstorming zu erfassen. Für diesen und die folgenden Schritte ist es zu empfehlen, einen Workshop für das Kernteam und den Steuerungskreis zu organisieren.

Die zu erarbeitende Long-List muss vollständig und überschneidungsfrei sein. Bei der Erstellung kann es behilflich sein, die Wertschöpfungskette, allgemeine und krankenhausspezifische Trends, Tendenzen und Best-Practice-Beispiele von anderen Krankenhäusern, Gesundheitseinrichtungen und weiteren Einrichtungen einzubeziehen.

In den Anlagen der ESRS sind Hilfestellungen für die Erstellung der Long-List angeführt. ESRS 1.AR16 enthält eine Auflistung der *Nachhaltigkeitsaspekte*, die in den themenbezogenen ESRS behandelt werden und nach Themen, Unterthemen und Unter-Unterthemen kategorisiert sind.

Andere Rechtsvorschriften und Berichtsstandards können hilfreich sein, die Long-List zu vervollständigen. Als Informationsgrundlage können beispielsweise die Risikoanalyse, die im Rahmen des Lieferkettengesetzes erstellt wird, und Kennzahlen der EU-Taxonomie dienen. Die SDGs bieten sich als Startpunkt für ein breites Brainstorming an und der DNK veröffentlichte zur

Orientierung einen Branchenleitfaden für die Freie Wohlfahrtspflege und arbeitet an weiteren branchenspezifischen Hilfestellungen.

**Schritt 4: Die Bewertung und Priorisierung der Nachhaltigkeitsaspekte**

Alle Nachhaltigkeitsaspekte der Long-List werden aus beiden Perspektiven der Doppelten Wesentlichkeit bewertet. Diese ist in den ESRS 2.IRO-1 in Abschnitt 4.1 erläutert. Im ersten Schritt muss geklärt werden, ob ein Aspekt in die Kategorie »Wesentlichkeit der Auswirkungen« (das heißt positive oder negative Auswirkungen) oder »finanzielle Wesentlichkeit« (das heißt Chance oder Risiko) fällt. Anschließend erfolgt eine Beschreibung des Aspektes im Kontext des Krankenhauses. Für die Bewertung gibt es Kriterien in ESRS 1.43ff. Hilfreich bei der Entwicklung eines erweiterten Verfahrens zur Bewertung der Nachhaltigkeitsaspekte ist der OECD-Leitfaden für die Erfüllung der Sorgfaltspflicht für verantwortungsvolles unternehmerisches Handeln (OECD-Leitfaden 2018).

Für die Bewertung der Nachhaltigkeitsaspekte hinsichtlich der Wesentlichkeit der positiven und negativen Auswirkungen muss berücksichtigt werden, ob diese kurz-, mittel- oder langfristig ist und aus der Geschäftstätigkeit des Krankenhauses (direkt) oder aus der Geschäftstätigkeit einer vor- oder nachgelagerten Wortschöpfungskette (indirekt) resultiert. Die gesetzlich festgelegten Bewertungskriterien sind die Eintrittswahrscheinlichkeit (100 % wenn schon eingetreten) und der Schweregrad. Letzterer lässt sich mit der Analyse der Größen Ausmaß (Wie schwerwiegend ist die Auswirkung?), Umfang (Wie weit verbreitet ist die Auswirkung?) und für negative Auswirkungen Unabänderlichkeit (Wie leicht kann der entstandene Schaden behoben oder wiedergutgemacht werden?) ermitteln (ESRS 1.AR10).

**Tab. 4.1:** Bewertung der positiven und negativen Auswirkungen

| Auswirkung | Eintrittswahrscheinlichkeit (Wkt) | Schweregrad (SG) | Bewertungskriterien |
|---|---|---|---|
| Positiv | Tatsächlich | Ausmaß und Umfang | SG |
|  | Potenziell |  | SG und Wkt |
| Negativ | Tatsächlich | Ausmaß, Umfang und Unabänderlichkeit | SG |
|  | Potenziell |  | SG und Wkt (Besonderheit Auswirkung auf Menschenrechte: SG wichtiger als Wkt) |

Diese einzelnen Bewertungskriterien können nun individuell gewichtet werden. Ausgenommen ist nur der Fall, dass es sich um eine potenzielle negative Auswirkung im Bereich der Menschenrechte handelt. In diesem Fall muss dem Schweregrad in der Bewertung mehr Gewicht zukommen als der Eintrittswahrscheinlichkeit (▶ Tab. 4.1).

Die Bewertung der Nachhaltigkeitsaspekte der **finanziellen Wesentlichkeit** dient der Informationsermittlung für die Hauptnutzer der allgemeinen Finanzberichterstattung, sodass diese ihre Entscheidungen fundiert treffen können. Für diese Bewertung muss ermittelt werden, ob der Nachhaltigkeitsaspekt eine finanzielle Auswirkung auf das Krankenhaus nach sich zieht oder ziehen wird. Eine derartige Auswirkung äußert sich dadurch, dass der Nachhaltigkeitsaspekt kurz-, mittel- oder langfristig ein Risiko oder eine Chance für die finanzielle Situation des Krankenhauses oder die seiner Geschäftsbeziehungen darstellt (▶ Tab. 4.2). Dabei kann das auslösende Ereignis in der Vergangenheit oder in der Zukunft liegen (ESRS 1.49). In die Bewertung der Chancen und Risiken muss deren Eintrittswahrscheinlichkeit und ihr potenzielles Ausmaß einfließen (ESRS 1.51). Weitere Hinweise zur Bewertung der Chancen und Risiken befinden sich in ESRS 1.AR13 ff. Zur Bewertung der Chancen und Risiken kann sich an den Methoden des Risikomanagements orientiert werden. Im Gegensatz zur finanziellen Berichterstattung sind die betrachteten Zeiträume in der Nachhaltigkeitsberichterstattung allerdings deutlich länger. Schwellenwerte, ab denen eine finanzielle Auswirkung wesentlich ist, sollten deswegen entsprechend angepasst werden (vgl. COSO 2018).

**Tab. 4.2:** Bewertung der finanziellen Chancen und Risiken

| Eintrittswahrscheinlichkeit | Folge der Auswirkung | Bewertungskriterien |
|---|---|---|
| Tatsächlich oder potenziell | Chance | Eintrittswahrscheinlichkeit und potenzielles Ausmaß |
| | Risiko | |

**Schritt 5: Dokumentation, Wesentlichkeitsmatrix und Prüfung**

Vorbereitend für den Nachhaltigkeitsbericht, in dem dargelegt werden muss, welches Verfahren das Krankenhaus zur Ermittlung, Bewertung, Priorisierung und Überwachung der Auswirkungen der Nachhaltigkeitsaspekte verwendet (ESRS 2.53(b) und (c)), sollten während der Bewertung der Kriterien schon folgende Informationen gesammelt werden.

**Zu positiven und negativen Auswirkungen:**

- Konzentriert sich das Krankenhaus auf Tätigkeiten, Geschäftsbeziehungen und geografische Gegebenheiten, die zu einem erhöhten Risiko negativer Auswirkungen führen? Und wenn ja, wie? (ESRS 2.53(b)(i))
- Berücksichtigt das Krankenhaus alle Auswirkungen seiner Tätigkeiten und die seiner Geschäftsbeziehungen? Wenn ja, wie? (ESRS 2.53(b)(ii))
- Befragt das Krankenhaus Stakeholder und externe Sachverständige, um die Betroffenheit der Stakeholder zu ermitteln? Wenn ja, wie? (ESRS 2.53(b)(iii))
- Wie wiegt das Krankenhaus die Bewertungskriterien der Auswirkungen gegeneinander ab und wie nimmt es eine Priorisierung unter den Nachhaltigkeitsaspekten vor? Wann gilt ein Nachhaltigkeitsaspekt nach den Verfahren des Krankenhauses als wesentlich? (ESRS 2.53(b)(iv))

**Zu Chancen und Risiken:**

- Wie berücksichtigt das Krankenhaus die Zusammenhänge zwischen seinen Auswirkungen und Abhängigkeiten und den daraus resultierenden Risiken und Chancen? (ESRS 2.53(c)(i))
- Wie priorisiert das Krankenhaus Risiken und Chancen hinsichtlich der gemäß ESRS 1 anzuwendenden Bewertungskriterien und welche Schwellenwerte oder sonstigen Kriterien legt es fest, um die Wesentlichkeit eines Risikos oder einer Chance zu bestimmen? (ESRS 2.53(c)(ii))
- Wie priorisiert das Krankenhaus Nachhaltigkeitsrisiken im Verhältnis zu anderen Arten von Risiken und welche Instrumente zur Risikobewertung kommen zum Einsatz? (ESRS 2.53(c)(iii))

Nachdem alle Nachhaltigkeitsaspekte bewertet und ins Verhältnis zueinander gesetzt wurden, müssen die jeweils wesentlichen ermittelt werden. Dazu bietet sich die Aufbereitung der bewerteten Nachhaltigkeitsaspekte in einer **Wesentlichkeitsmatrix** an. Diese kann auch dem Nachhaltigkeitsbericht angehängt werden. Eine Wesentlichkeitsmatrix kann nur verwendet werden, wenn die Nachhaltigkeitsaspekte nominal bewertet wurden. Die Wesentlichkeitsmatrix ist ein X-Y-Diagramm. Die Bewertung der Auswirkungen wird auf der Ordinate (Y-Achse) und die der finanziellen Risiken und Chancen auf der Abszisse (X-Achse) abgetragen (▶ Abb. 4.3). Alle Aspekte, die in einer der beiden Arten der Wesentlichkeit hohe Bewertungen bekommen, gelten als wesentlich.

Die Darstellung kann helfen, die Aspekte im Verhältnis zueinander zu betrachten und vor der Übertragung in die Berichtsinhalte eine finale Prüfung und Diskussion der Ergebnisse vorzunehmen. Neben der etablierten und oft heterogen gestalteten Matrixdarstellung können auch Tabellen und Piktogramme als alternative Visualisierungsoptionen genutzt werden.

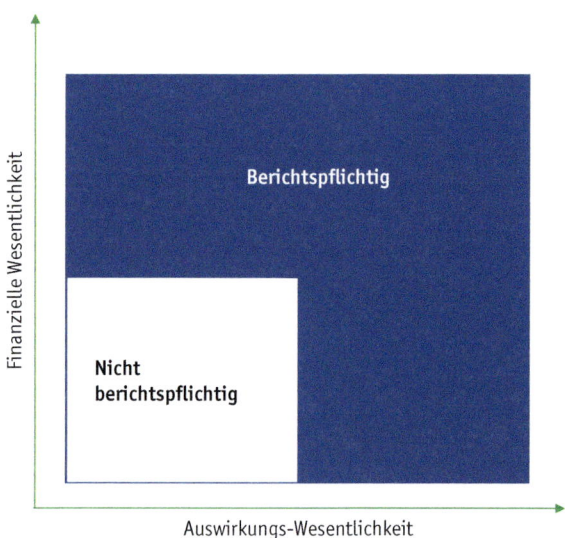

**Abb. 4.3:** Die Darstellung der finanziellen und Auswirkungswesentlichkeit in einer Matrix

**Schritt 6: Definition der wesentlichen Berichtsinhalte**

Im Anschluss an die Prüfung, Überarbeitung und finale Diskussion werden die wesentlichen Berichtsinhalte für das Krankenhaus festgelegt. Wird ein Nachhaltigkeitsaspekt als wesentlich bewertet, so müssen gemäß den Angabepflichten (einschließlich der Anwendungsanforderungen) in Bezug auf diesen spezifischen Nachhaltigkeitsaspekt in dem jeweiligen themenbezogenen und sektorspezifischen Standard Angaben gemacht werden. Es muss geprüft werden, welche Metriken bzw. welche Offenlegungsanforderungen erfüllt werden müssen. Auch gehört die Einordnung der Ergebnisse in die strategische und prozessuale Umsetzung dazu.

Kommt das Krankenhaus zu dem Schluss, dass spezifische Angaben bezüglich der Auswirkungen, Risiken oder Chancen nicht von den ESRS abgedeckt werden, aber dennoch relevant sind, so muss es diese trotzdem machen. ESRS 1.AR1 ff. enthalten weitere Leitlinien im Hinblick auf unternehmensspezifische Angaben.

## 4.2 Stakeholderdialog

Stakeholdern, die auch im Gesetzestext synonym zu Interessenträgern bezeichnet werden, kommt eine Schlüsselrolle in der Nachhaltigkeitsberichterstattung zu. Der Austausch mit ihnen ermöglicht zum einen die Interdisziplinarität, die für eine nachhaltige Entwicklung nötig ist. Zum anderen sind sie Experten in ihrem Bereich, sodass ihre Perspektive bezüglich der jeweiligen Nachhaltigkeitsthemen relevant ist. Nur unter Einbezug ihres speziellen Wissens, ihrer Impulse, ihrer Einschätzungen und ihrer Meinungen ist die Geschäftsführung und sind Nachhaltigkeitsbeauftragte in der Lage, die komplexen Themen und Wirkketten zwischen dem Krankenhaus und seinem Umfeld zu verstehen. Auf diese Weise werden Auswirkungen rechtzeitig erkannt und es kann entsprechend gehandelt werden. Stakeholder sind darüber hinaus wichtig bei der Erarbeitung von Handlungsoptionen und der Bewältigung von Herausforderungen. Der Dialog mit ihnen ist deshalb Voraussetzung für die Erstellung der Wesentlichkeitsanalyse und der Berichtsinhalte.

Je nach Krankenhaus variieren der Aufwand und die Komplexität eines Stakeholderdialogs. Er ist ein fortwährender Prozess, der kontinuierlich überprüft und angepasst werden muss. Die aus dem Austausch gewonnenen Erkenntnisse finden nicht nur Eingang in den Nachhaltigkeitsbericht, sondern dienen dem Krankenhaus auch bei der Erfüllung seiner Sorgfaltspflicht (▶ Kap 4.3). Außerdem müssen gemäß ESRS 2 der Vorstand und der Aufsichtsrat immer in einem Mindestmaß über den Stakeholderdialog informiert werden.

**Stakeholderdefinition**

ESRS 1.22 gibt eine weit gefasste Definition von Stakeholdern: Stakeholder sind »Personen oder Gruppen, die das Unternehmen beeinflussen oder von ihm beeinflusst werden können«. Im Sinne der Doppelten Wesentlichkeit wird von einer zweiseitigen Beziehung zwischen Stakeholdern und Krankenhaus ausgegangen. In den ESRS wird hauptsächlich zwischen drei Kategorien von Stakeholdern unterschieden:

- Betroffene Interessenträger sind Einzelpersonen oder Gruppen, die direkt von den Auswirkungen der Tätigkeiten des Krankenhauses und seiner Geschäftsbeziehungen betroffen sind oder sein könnten, wie beispielsweise die Patienten, Beschäftigte, Zulieferer etc.

- Nutzer von Nachhaltigkeitserklärungen sind beispielsweise Investoren und Kreditgeber, aber auch Geschäftspartner, Gewerkschaften, Wissenschaftler, Nichtregierungsorganisationen, Regierungen und weitere.
- Der stille Interessenträger Natur kann nur in Form von Umweltdaten und Daten zur Erhaltung der Arten in die Bewertung der Wesentlichkeit einfließen (ESRS 1.AR7).

Häufig wird auch nach internen und externen Stakeholdern unterschieden. Interne Stakeholder befinden sich innerhalb der Organisationsstruktur des Krankenhauses, externe entsprechend außerhalb.

Die Einbindung dieser Gruppen in den Stakeholderdialog kann direkt oder über Repräsentanten erfolgen – je nachdem, wie der Kontakt möglich ist. Die Vertreter werden dabei wie folgt unterschieden:

- Rechtmäßige Vertreter sind »Personen, die gesetzlich oder in der Praxis als rechtmäßige Vertreter anerkannt sind, wie beispielsweise gewählte Gewerkschaftsvertreter im Falle von Arbeitskräften oder andere ähnlich frei gewählte Vertreter betroffener Interessenträger.« (Delegierten VO C(2023) 5303, Anhang II, Abkürzungen und Glossar zu den ESRS, Tab. 2, S. 24)
- Glaubwürdige Stellvertreter sind »Personen mit hinreichender Erfahrung bei der Einbeziehung betroffener Interessenträger aus einer bestimmten Region oder einem bestimmten Umfeld, denen sie dabei helfen können, ihre Anliegen wirksam vorzubringen. In der Praxis können diese Nichtregierungsorganisationen in den Bereichen Entwicklung und Menschenrechte, internationale Gewerkschaften und die lokale Zivilgesellschaft, einschließlich religiöser Organisationen, umfassen.« (Delegierten VO C(2023) 5303, Anhang II, Abkürzungen und Glossar zu den ESRS, Tab. 2, S. 13)

Um den **stillen Interessenträger** Natur einzubinden, können Recherchen zu wissenschaftlichen Studien oder ähnliche Quellen herangezogen werden. Darüber hinaus können Annäherungswerte genommen werden, um die tatsächlichen und potenziellen Auswirkungen zu bewerten. Eine Bestätigung der Rechercheergebnisse durch unabhängige Experten ist dabei zu empfehlen.

**Analyse der Stakeholder des Krankenhauses**

Bevor das Krankenhaus mit den Stakeholdern in einen Dialog treten kann, muss es sich einen Überblick über seine Stakeholder verschaffen und die wichtigsten identifizieren. Dazu sollte als erstes eine Liste aller potenziellen Stakeholdergruppen des Krankenhauses angelegt werden.

ESRS 1.AR6 gibt eine Übersicht zu den Stakeholdergruppen, die bei Unternehmen im Allgemeinen am häufigsten vorkommen: Beschäftigte, Lieferanten, Verbraucher, Kunden, Endnutzer, lokale Gemeinschaften, schutzbedürftige Gruppen, (Regulierungs-, Aufsichts-) Behörden und Zentralbanken. Dies bietet eine hilfreiche erste Orientierung. Die Leitlinien zur Wesentlichkeitsanalyse der EFRAG, die sich zum Zeitpunkt der Erstellung dieser Publikation noch in der Konsolidierung befinden, geben ergänzend Indikatoren für relevante Stakeholder. Grundsätzlich bietet es sich an, folgende Fragen zu berücksichtigen:

- Mit welchen Gruppen, Einzelpersonen oder Organisationen steht das Krankenhaus in einer Beziehung?
- Welche Gruppen und Einzelpersonen werden durch die Aktivitäten des Krankenhauses direkt oder indirekt beeinflusst oder beeinflussen die Aktivitäten des Krankenhauses?
- Welche Gruppen und Einzelpersonen haben ein großes Interesse an den Handlungen des Krankenhauses?

Falls vorangegangene Stakeholderbefragungen vorhanden sind, sollten diese genutzt werden. Folgende Fragen sind bei der genaueren Betrachtung der Stakeholder(gruppen) hilfreich:

- <u>Einfluss</u>: Wie beeinflussen die Stakeholder(gruppen) das Krankenhaus und vice versa hinsichtlich der Themen Umwelt, Soziales und Organisationsführung? Wie hoch ist der jeweilige Einfluss?
- <u>Interesse</u>: Welche Bedürfnisse oder Ansprüche haben die Stakeholder(gruppen) an das Krankenhaus und vice versa? Welches Interesse zeigen die Stakeholder(gruppen) am Krankenhaus?
- <u>Verhalten</u>: Wie verhalten sich die Stakeholder(gruppen) zum Krankenhaus und zu anderen Stakeholdern?

Es kann für die Bestimmung der Wichtigkeit der Stakeholder(gruppen) nützlich sein, diese Fragen auch auf die zukünftigen Entwicklungen bezogen zu beantworten. Je größer Einfluss und Interesse und je stärker die Interaktion mit dem Krankenhaus beziehungsweise den dem Krankenhaus wichtigen Stakeholdern oder Stakeholdergruppen, desto wichtiger sind sie für das Krankenhaus. Besonders hervorzuheben sind Stakeholder(gruppen), bei denen der gegenseitige Einfluss hoch ist. Die wichtigen Stakeholder(gruppen)

4 Methoden und systematische Prozesse der Nachhaltigkeitsberichterstattung

**Externe Stakeholder**

| | | |
|---|---|---|
| Europapolitik | Bundespolitik | Landespolitik |
| Kostenträger | | |
| Verbände | Krankenhausträger | Dienstleister in der Versorgungskette |
| Zuweiser | Patient und Angehörige | |
| Normengeber (G-BA; gematik) | Zulieferer | |
| Beratungs- unternehmen | Finanzdienstleister | |
| Forschung und Lehre | Presse- und Öffentlichkeitsarbeit | Informationsportale |

**Interne Stakeholder**

| | | |
|---|---|---|
| Leitende Ärzte | Vertretungs- berechtigte | Führungsebene Verwaltung |
| Personal- management | Führungsebene Pflege | Finanzverwaltung |
| Nachhaltigkeits- management | IT | Einkauf |
| Medizinisches Personal | Funktions- management | Marketing |
| Dokumentations- dienste | Funktionsdienste | Sozialdienste |
| Pflegende | | |
| | | |

**Abb. 4.4:** Beispielhafte Übersicht von internen und externen Stakeholdern von Krankenhäusern

sollten in der Wesentlichkeitsanalyse detailliert berücksichtigt werden. Einige der für Krankenhäuser typischen Stakeholder sind folgend exemplarisch dargestellt (▶ Abb. 4.4).

Krankenhäuser können bei Bedarf unterschiedliche Kategorien innerhalb der Stakeholdergruppen bilden, um sie differenziert zu betrachten. Bei großen Krankenhausgruppen kann es hilfreich sein, regionale Unterschiede zu erfassen. Auch ist es zu empfehlen, sich Gedanken zu machen, wie man eine angemessene Repräsentativität der Stakeholdergruppen erreicht, wenn nicht alle Personen dieser Gruppe befragt werden können. Falls gar keine Befragung möglich ist, müssen Möglichkeiten gefunden werden, wie man deren Interessen abbilden kann (siehe stiller Interessenträger Natur).

**Einbindung der Stakeholder**

Das Wissen der Stakeholder wird für das Krankenhaus nur zugänglich, wenn es mit ihnen in einen Dialog tritt. Dieser Stakeholderdialog kann helfen, die Bedeutung der Stakeholder für das Krankenhaus noch besser einzuschätzen, und bietet eine Informations- und Argumentationsgrundlage für die Einordnung und Bewertung der relevanten Nachhaltigkeitsaspekte im Rahmen der Wesentlichkeitsanalyse. Ein gut strukturierter Austausch mit den Stakeholdern trägt weiterführend dazu bei, Herausforderungen und Lösungen zu den aktuellen Nachhaltigkeitsthemen gemeinsam und interdisziplinär zu besprechen und umzusetzen.

Der **Stakeholderdialog** ist ein kontinuierlicher Prozess der Interaktion zwischen dem Unternehmen und seinen Stakeholdern, der es dem Unternehmen ermöglicht, seine Interessen und Anliegen zu hören, zu verstehen und darauf zu reagieren. (Begriffsbestimmungen ESRS)

Grundsätzlich sollte der Stakeholderdialog systematisch aufgebaut sein. Bei der Organisation des Dialogs kann in drei Schritten vorgegangen werden, auf die im Folgenden detailliert eingegangen wird:

1. Befragung der Stakeholder zur Relevanz der Nachhaltigkeitsthemen für das Krankenhaus und Analyse ihrer Beziehung zu dem Krankenhaus.
2. Vorbereitung von vertiefenden Befragungen zu aktuellen Herausforderungen, Unklarheiten oder Unstimmigkeiten.
3. Auswahl und Etablierung passender Formate für einen kontinuierlichen und regelmäßigen Austausch.

Zu der ersten Befragung der Stakeholder – oder wenn möglich schon in der Stakeholderanalyse – sollte geklärt werden, wie viel Vorkenntnis sie zum Thema Nachhaltigkeit besitzen. Dies kann sich von »keine Vorkenntnisse« über »ESG-Kriterien und SDGs sind bekannt« bis hin zu einer »intensiven Einarbeitung in die CSRD« beziehungsweise »Nachhaltigkeit ist Teil des Berufes« erstrecken.

Wird für die erste Befragung ein Fragebogen an die Stakeholder erstellt, so ist ein passendes Befragungsformat auszuwählen. Beispielsweise sind geschlossene Fragestellungen Fragen mit vorgefertigten Antwortmöglichkeiten. Sie erlauben eine systematische Erfassung und einfache Auswertung. So können schnell große Personengruppen befragt werden. Allerdings kann es durch die Art der Frage- und Antwortstellung (sogenanntes Framing) zu verzerrten Antworten kommen. Offene Fragestellungen dagegen bieten den Befragten die Möglichkeit, Erläuterungen, Begründungen sowie neue Aspekte und Vorschläge zu formulieren, sind allerdings zeitaufwendig in der Auswertung.

Je nach Kenntnisstand über die Themen der Nachhaltigkeit, die Beziehung zu den Stakeholdern und die Anzahl der Stakeholder kann das eine oder andere Format die bessere Wahl sein. Wenn mehrere Formate angewendet werden, kann ein qualifizierter Überblick zu den Nachhaltigkeitsthemen in der Breite und teilweise in der Tiefe erlangt werden. In dem Zusammenhang müssen allerdings auch die Kapazitäten des Krankenhauses berücksichtigt werden. Deswegen ist es umso wichtiger, den richtigen Fokus zu setzen.

Nachdem durch die erste Befragung schließlich ein Überblick gewonnen wurde, können vertiefende Dialogformate zur Anwendung kommen. Um hier die richtigen Mittel und Methoden zu wählen, bietet es sich an, sich mit dem Grad der Einbindung der Stakeholdergruppe zu beschäftigen. Da jeder Stakeholder oder jede Stakeholdergruppe in einer anderen Beziehung zum Krankenhaus steht und stehen soll, variieren die Formate zur Kontaktaufnahme, die dem Krankenhaus zur Verfügung stehen und sich als passend erweisen. So mag es Stakeholder(gruppen) geben, mit denen es keinen Austausch gibt, die jedoch einen starken Einfluss auf das Krankenhaus haben. Hier kann es empfehlenswert sein, neue Kommunikationskanäle mit einem hohen Grad der Einbindung zu wählen.

Grundsätzlich ist es sinnvoll, die Ergebnisse der Stakeholderanalyse mit den aktuellen Kommunikationswegen des Krankenhauses mit den Stakeholdergruppen und dem Grad der bestehenden Einbindung abzugleichen. So lassen sich wichtige Anpassungen und Erweiterungen planen. Dabei kann die folgende Tabelle eine Orientierung geben. Sie listet die Grade der Einbindung und mögliche Umsetzungswege auf (▶ Tab. 4.3).

**Tab. 4.3:** Vorgehensweisen der Einbindung der Stakeholder (EFRAG, Revised MA Guidance)

| Grad der Einbindung | Mögliche Vorgehensweisen zur Einbindung |
| --- | --- |
| **Passiv bleiben**<br>Keine aktive Kommunikation | • Die Bedenken der Stakeholder werden durch Protest ausgedrückt<br>• Briefe<br>• Medien<br>• Websites usw. |

4.2 Stakeholderdialog

**Tab. 4.3:** Vorgehensweisen der Einbindung der Stakeholder (EFRAG, Revised MA Guidance) – Fortsetzung

| Grad der Einbindung | Mögliche Vorgehensweisen zur Einbindung |
|---|---|
| **Überwachen**<br>Einseitige Kommunikation: Stakeholder an Organisation | • Medien- und Internetüberwachung<br>• Berichte aus zweiter Hand von anderen Stakeholdern, möglicherweise über gezielte Interviews |
| **Engagieren**<br>Einseitige Kommunikation: Organisation an Stakeholder | • Druck auf Regulierungsbehörden<br>• Weitere Bemühungen zur Fürsprache über soziale Medien<br>• Lobbying-Bemühungen |
| **Informieren**<br>Einseitige Kommunikation: Organisation an Stakeholder, es besteht keine Aufforderung zur Antwort | • Mitteilungen und Briefe<br>• Broschüren<br>• Berichte und Websites<br>• Reden, Konferenzen und öffentliche Präsentationen |
| **Durchführung**<br>Begrenzte zweiseitige Interaktion: Festlegung und Überwachung der Leistung gem. Vertragsbedingungen | • »Öffentlich-private Partnerschaften«<br>• Private Finanzinitiativen<br>• Zuschussvergabe<br>• Ursachenbezogenes Marketing |
| **Konsultieren**<br>Begrenzte zweiseitige Interaktion: Organisation stellt Fragen, Stakeholder antworten | • Umfragen<br>• Fokusgruppen<br>• Treffen mit ausgewählten Stakeholdern<br>• Öffentliche Versammlungen<br>• Workshops |
| **Verhandeln**<br>Begrenzte zweiseitige Interaktion: Diskussion über einen bestimmten Nachhaltigkeitsaspekt oder eine Reihe von Nachhaltigkeitsaspekten mit dem Ziel, Konsens zu erreichen | • Tarifverhandlungen mit Arbeitnehmern durch ihre Gewerkschaften |
| **Einbeziehen**<br>Zweiseitige oder mehrseitige Interaktion: Lernen auf allen Seiten, aber Stakeholder und Organisation handeln unabhängig voneinander | • Stakeholder-Foren<br>• Beratungsgremien<br>• Konsensbildungsprozesse<br>• Partizipative Entscheidungsprozesse<br>• Fokusgruppen<br>• Online-Engagement-Tools |
| **Zusammenarbeiten**<br>Zweiseitige oder mehrseitige Interaktion: gemeinsames Lernen, Entscheidungsfindung und Handeln | • Gemeinsame Projekte<br>• Joint Ventures<br>• Partnerschaften<br>• Stakeholder-Initiativen<br>• Online-Kollaborationsplattformen |

4 Methoden und systematische Prozesse der Nachhaltigkeitsberichterstattung

**Tab. 4.3:** Vorgehensweisen der Einbindung der Stakeholder (EFRAG, Revised MA Guidance) – Fortsetzung

| Grad der Einbindung | Mögliche Vorgehensweisen zur Einbindung |
|---|---|
| **Befähigen** Neue Formen der Rechenschaftspflicht; Entscheidungen werden an Stakeholder delegiert; Stakeholder spielen eine Rolle bei der Gestaltung der organisatorischen Agenda | • Integration von Stakeholdern in die Strategie und Betriebsführung der Organisation |

Eine Orientierung, um sich die Wahl des richtigen Grads der Einbindung zu erleichtern, kann die Einordnung der Stakeholdergruppen in ein X-Y-Diagramm mit den Achsenbeschriftungen Einfluss und Interesse am Krankenhaus geben (▶ Abb. 4.5). Je höher ihr Einfluss, desto informativer und je höher ihr Interesse, desto interaktiver sollte der Dialog mit ihnen stattfinden. Dabei sollte eine Balance zwischen indirekten und direkten Befragungen gefunden werden, um sowohl quantitative wie qualitative Informationen zu erfassen.

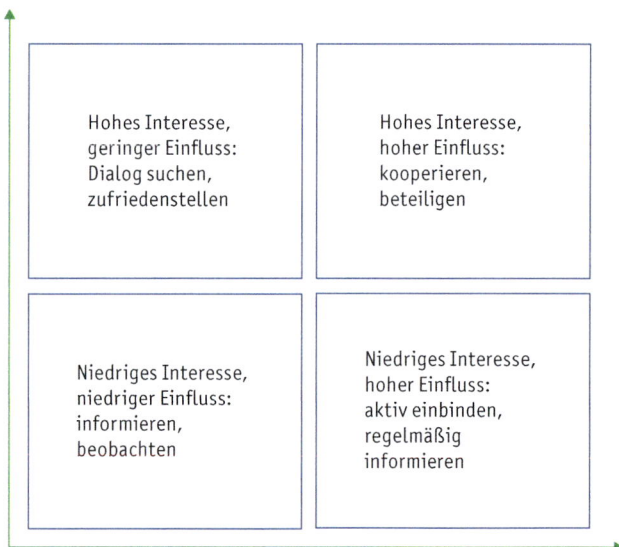

**Abb. 4.5:** Visualisierung der Stakeholderanalyse (in Anlehnung an das Organisationshandbuch des Bundesministeriums des Innern und für Heimat 2023)

Alle gesammelten Informationen müssen zusammengefasst, strukturiert und sauber dokumentiert werden, um darauf basierende Berichtsinhalte nachvollziehbar zu machen. Die Antworten der Stakeholder sind darüber hinaus für die Entscheidung über die wesentlichen Berichtsinhalte (Wesentlichkeitsanalyse) wichtig. Grundsätzlich gilt auch für den Stakeholderdialog, dass er methodisch und systematisch sein muss.

## 4.3 Nachhaltigkeitsziele und -maßnahmen

Die Ergebnisse der Wesentlichkeitsanalyse und des Stakeholderdialogs bringen Klarheit bezüglich der wesentlichen Nachhaltigkeitsthemen. Es sind wichtige Informationen zu den Auswirkungen sowie Chancen und Risiken des Krankenhauses, um relevante und wesentliche Handlungsfelder zu identifizieren.

Durch den Erkenntnisgewinn im Rahmen der Wesentlichkeitsanalyse werden bereits Nachhaltigkeitsziele und -maßnahmen offensichtlich. Spätestens im Nachhaltigkeitsbericht selbst muss Stellung zu den wesentlichen Nachhaltigkeitsthemen bezogen werden und ein Umgang entsprechend dargestellt werden. Auch wenn die Berichterstattung keine konkreten Anforderungen an die nachhaltige Entwicklung stellt, ist es ratsam, eine Strategie inklusive eines Ziel-Maßnahmen-Plans bezüglich der Nachhaltigkeitsthemen zu entwerfen, sofern dieser noch nicht vorhanden ist. Besonders bei kritischen Nachhaltigkeitsthemen könnten diese Informationen für Stakeholder wichtig sein.

Nachhaltigkeit ist ein strategisches Thema für das Krankenhausmanagement. Eine Nachhaltigkeitsstrategie ist als Teil der gesamten Unternehmensstrategie unerlässlich. So sollte die Nachhaltigkeitsstrategie unbedingt in den vorhandenen Unternehmenszweck integriert werden und als Grundlage für unternehmerische Entscheidungen dienen.

Dafür kann es hilfreich sein, den eigenen Anspruch bezüglich der Nachhaltigkeit zu definieren, um sich hinsichtlich der vorhandenen Ressourcen, Kenntnisse und Strukturen nicht zu überfordern. Einige Krankenhäuser werden zu Beginn der Berichterstattungspflicht die Gesetzeskonformität priorisieren. Dies gilt oftmals als die erste von fünf möglichen Stufen (▶ Abb. 4.6). Andere Krankenhäuser veröffentlichen bereits Nachhaltigkeitsberichte und sind Pioniere in der nachhaltigen Entwicklung. Egal wie die Ausgangslage ist, kann der Fokus auf die nächste Stufe ein angemessenes Ambitionsniveau sein, das erreichbar ist. Dem Management kann dies als Orientierung dienen, um realistische Ziele zu setzen.

4 Methoden und systematische Prozesse der Nachhaltigkeitsberichterstattung

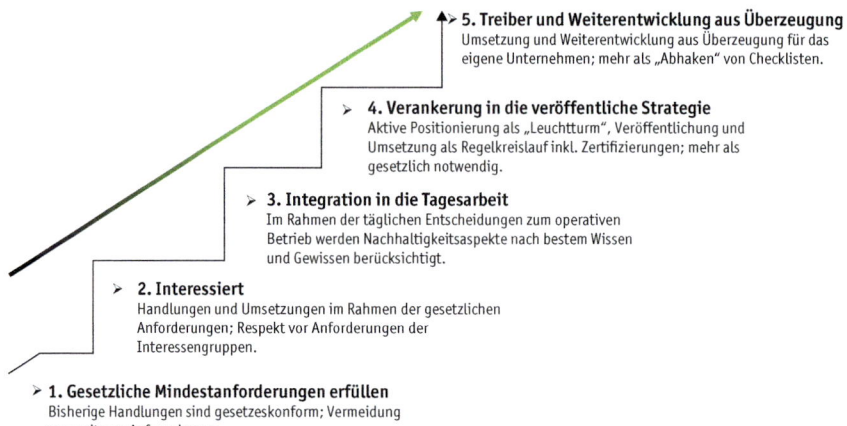

**Abb. 4.6:** Visualisierung der Stakeholderanalyse (in Anlehnung an das Organisationshandbuch des Bundesministeriums des Innern und für Heimat 2023)

Ein qualitatives **Nachhaltigkeitsmanagement** kann dabei helfen, Zielkonflikte zu vermeiden und den Entscheidungsträgern relevante Informationen zu geben. Auch berücksichtigt sie die Planung und Steuerung der Zusammenarbeit von Verantwortlichen aus allen Bereichen, die für die Umsetzung der Maßnahmen wichtig ist. Dazu bietet sich ein Vorgehen nach den Plan-Do-Check-Act-Zyklen (PDCA-Zyklen) an (▶ Kap. 2.1).

Die Sensibilisierung und Transparenz für die Nachhaltigkeitsthemen durch die Berichterstattungspflicht nach CSRD/ESRS soll dazu anleiten, aktiv die nachhaltige Entwicklung voranzutreiben und dabei die **Sorgfaltspflicht** in der Wertschöpfungskette zu beachten. In ESRS 1.59 ff. wird die Sorgfaltspflicht wie folgt definiert:

»Sorgfaltspflicht ist das Verfahren, mit dem Unternehmen ermitteln, wie sie mit den tatsächlichen und potenziellen negativen Auswirkungen auf die Umwelt und die Menschen im Zusammenhang mit ihrer Geschäftstätigkeit umgehen, sie verhindern, mindern und darüber Rechenschaft ablegen. Zu diesen negativen Auswirkungen gehören diejenigen, die mit der eigenen Geschäftstätigkeit und der vor- und nachgelagerten Wertschöpfungskette des Unternehmens zusammenhängen, auch durch seine Produkte oder Dienstleistungen sowie durch seine Geschäftsbeziehungen. Die Sorgfaltspflicht ist ein kontinuierlicher Prozess, bei dem auf Veränderungen der Strategie, des Geschäftsmodells, der Tätigkeiten, der Geschäftsbeziehungen, des Betriebs-, Beschaffungs- und Verkaufskontexts des Unternehmens reagiert wird und der solche Veränderungen auslösen kann. Dieser Prozess wird in den internationalen Instrumenten der Leitprinzipien der Vereinten Nationen für Wirtschaft und Menschenrechte und den OECD-Leitsätzen für multinationale Unternehmen beschrieben.«

Die Sorgfaltspflicht entlang der **Wertschöpfungskette** ist vielen bereits aus dem geltenden Lieferkettensorgfaltspflichtengesetz (LkSG) in Deutschland bekannt. Auch wird sie im Rahmen der europäischen Sorgfaltspflichtenrichtlinie (Corporate Sustainability Due Diligence Directive – CSDDD) erforderlich werden. Da sich jedoch der Leserkreis und die Adressaten unterscheiden, hat die Darstellung auch im Nachhaltigkeitsbericht zu erfolgen. Für die Ermittlung von Informationen zur Wertschöpfungskette sind ESRS 1.87 ff. wichtig. Letztendlich müssen die tatsächlichen und potenziellen nachteiligen Auswirkungen der Aktivitäten des Krankenhauses im Zusammenhang mit der Geschäftstätigkeit, ihren Dienstleistungen und ihren Geschäftsbeziehungen, die es zu identifizieren, bewerten, verhindern, mindern und beheben gilt, dargestellt werden. Berichtsgrenzen können dabei berücksichtigt werden. ESRS 1.87 ff. geben auch an, wie Daten aus der Wertschöpfungskette bzw. der Prozesskette geschätzt werden dürfen, wenn die relevanten Informationen dem Krankenhaus nicht vorliegen.

> **Kernsatz 1**
> Zur Nachhaltigkeitsberichterstattung gehört die Durchführung einer Wesentlichkeitsanalyse, ein kontinuierlich geführter Stakeholderdialog, die Definition von Nachhaltigkeitszielen, Maßnahmenplanung und Datenerhebung.
>
> **Kernsatz 2**
> Unter der Doppelten Wesentlichkeit versteht man, dass für die Nachhaltigkeitsanalyse Nachhaltigkeitsaspekte, zu denen das Unternehmen einen Einfluss auf das Umfeld ausübt, und Nachhaltigkeitsaspekte, bei denen das Unternehmen von seinem Umfeld beeinflusst wird, als wesentlich gelten können.
>
> **Kernsatz 3**
> Die als wesentlich definierten Nachhaltigkeitsaspekte werden in konkrete Berichtsinhalte übersetzt und helfen, relevante Nachhaltigkeitsziele und -maßnahmen festzulegen.

## Quellen und weiterführende Links

BMI (2024): Orgahandbuch. https://www.orghandbuch.de/Webs/OHB/DE/Organisationshandbuchneu/4_MethodenUndTechniken/Methoden_A_bis_Z/Stakeholderanalyse/Sta

## 4 Methoden und systematische Prozesse der Nachhaltigkeitsberichterstattung

keholderanalyse_node.html#:~:text=Bei%20der%20Stakeholderanalyse%20werden%20die,der%20einzelnen%20Stakeholder%20prognostizieren%20werden (23.02.2024).

CSR-Kompetenzzentrum im Deutschen Caritasverband (2022): Leitfaden für die Freie Wohlfahrtspflege, Deutscher Nachhaltigkeits-Kodex. https://www.deutscher-nachhaltigkeitskodex.de/media/nyfnt4d1/dnk-branchenleitfaden_fuer_die_freie_wohlfahrtspflege-1.pdf (10.02.2024).

COSO (2018): Enterprise Risk Management. Applying enterprise risk management to environmental, social and governance-related risks. Publikation von COSO und WBCSD.

EFRAG: EFRAG ESRS Q&A Platform: https://efrag.org/lab7 (23.02.2024).

EFRAG (2023): Implementation guidance for the materiality assessment. https://www.efrag.org/Assets/Download?assetUrl=%2Fsites%2Fwebpublishing%2FMeeting%20Documents%2F2307280747599961%2F06-02%20Materiality%20Assessment%20SRB%2023 0823.pdf (26.02.2024).

Freiberg, F., Lanfermann, G. (2023): ESRS-Kommentar. Haufe Verlag, Freiburg.

OECD (2018): OECD-Leitfaden für die Erfüllung der Sorgfaltspflicht für verantwortungsvolles unternehmerisches Handeln: https://mneguidelines.oecd.org/OECD-leitfaden-fur-die-erfullung-der-sorgfaltspflicht-fur-verantwortungsvolles-unternehmerisches-handeln.pdf (24.01.2024).

United Nations: The 17 Goals: https://sdgs.un.org/goals (15.01.2024).

# 5 Erstellung und Veröffentlichung des Nachhaltigkeitsberichts

Nachdem im Krankenhaus die inhaltlichen Vorbereitungen für die Erstellung eines Nachhaltigkeitsberichts mithilfe des Stakeholderdialogs, der Wesentlichkeitsanalyse, der Datenerhebung und der Maßnahmenplanung getroffen wurden, kann mit der eigentlichen Berichterstattung fortgefahren werden. Hierzu dienen die ESRS als Berichtsstandard.

Sie sind bisher in drei Bereiche gegliedert: ESRS 1 erklärt dem Berichterstatter das allgemeine Vorgehen zur Berichterstattung (▶ Kap. 4). ESRS 2 definiert die Inhalte, die alle Unternehmen auf jeden Fall berichten müssen. Danach folgen die themenspezifischen Standards ESRS E1–E5, ESRS S1–S4 und ESRS G1, zu denen das Krankenhaus nur Bericht erstatten muss, wenn der jeweilige Nachhaltigkeitsaspekt für das Krankenhaus als wesentlich angenommen wird. Die sektorspezifischen Standards sind zum Stand Januar 2024 noch nicht veröffentlicht, könnten nach Veröffentlichung allerdings auch für Krankenhäuser relevante Informationen enthalten.

Berichtsinhalte können in Form von Kennzahlen (KPIs) oder qualitativ hinzugefügt werden. Verordnungen, wie die EU-Taxonomie, das GHG-Protokoll oder das Lieferkettensorgfaltspflichtengesetz, geben Informationen zu der Aufbereitung der Berichtsinhalte. Die Veröffentlichung des Nachhaltigkeitsberichts erfolgt elektronisch nach dem europäischen Format ESEF als Teil des Lageberichts. Die Prüfung ist bis zur Fertigstellung der europäischen Prüfkriterien bis spätestens 2028 eingeschränkt nach der sogenannten begrenzten Sicherheit.

**Leitfragen zur Umsetzung**

- Wie sind die ESRS aufgebaut?
- Welche Prinzipien gelten bei der Berichterstattung nach CSRD/ESRS?
- Welche allgemeinen Angaben sind verpflichtend?
- Wie wird der Nachhaltigkeitsbericht in den Lagebericht eingegliedert und in welchem Format muss dieser veröffentlicht werden?
- Wie kann langfristig der Austausch mit den Stakeholdern gestaltet werden und wie kann ein politischer Dialog auf Basis des Nachhaltigkeitsberichts aussehen?

Da der Nachhaltigkeitsbericht als Teil des Lagerberichts veröffentlicht wird, spricht man auch von der Nachhaltigkeitserklärung. Darin müssen allgemeine Angaben und Kennzahlen, Informationen, Absichten, Ziele und Maßnahmen dargestellt werden, die sich auf die wesentlichen Nachhaltigkeitsthemen beziehen.

Grundsätzlich soll der Nachhaltigkeitsbericht den Lesern einen Überblick über die Situation des Krankenhauses bezüglich der Nachhaltigkeitsthemen geben. Dazu gehört die Darstellung

- der Betroffenheit des Krankenhauses in den einzelnen Nachhaltigkeitsthemen,
- der Chancen des Krankenhauses bezüglich der Nachhaltigkeitsthemen und deren Verwirklichung,
- des Umgangs mit den Risiken des Krankenhauses in Bezug auf die Nachhaltigkeitsthemen,
- der wesentlichen negativen und positiven, tatsächlichen und potenziellen Auswirkungen der Handlungen des Krankenhauses in Bezug auf die Nachhaltigkeitsthemen,
- der Krankenhausstrategie einschließlich der Nachhaltigkeitsziele und der Umsetzung von Maßnahmen im Rahmen einer nachhaltigen Entwicklung,
- der Methoden und Prozesse zur Ermittlung der Nachhaltigkeitsinformationen in der Berichterstattung und
- der Leitlinien für zukünftige Entwicklungsmöglichkeiten und des konkreten Maßnahmenplans für die Umsetzung dieser.

Im Ergebnis muss der Nachhaltigkeitsbericht folglich alle Aktivitäten und Informationen des Krankenhauses in Bezug auf Nachhaltigkeit erfassen.

## 5.1 Inhalte der Nachhaltigkeitsberichterstattung

Die ESRS gliedern sich in mehrere Teile: Die ESRS 1 beschreiben, wie der Prozess der Nachhaltigkeitsberichterstattung vonstatten gehen soll. Das vorangegangene Kapitel dieses Buches beschäftigte sich mit den wesentlichen Elementen der ESRS 1 (▶ Kap. 4).

Die ESRS 2 listen Berichtsinhalte, die für alle berichtspflichtigen Unternehmen gelten. Hierbei geht es vor allem um die Offenlegung der Unternehmensführungsstrukturen und der Erklärung, wie über die themenspezifischen Standards der folgenden ESRS-Kapitel berichtet werden soll.

ESRS E1–E5, ESRS S1–S4 und ESRS G1 umfassen die themenspezifischen Standards, zu denen ein Krankenhaus nur berichten muss, wenn der jeweilige Aspekt nach einer krankenhausinternen Wesentlichkeitsanalyse als wesentlich befunden wurde (▶ Kap. 4). Mit der anstehenden Veröffentlichung der sektorspezifischen Standards kommen zukünftig auch Nachhaltigkeitsaspekte hinzu, die für alle Unternehmen in einem spezifischen Wirtschaftszweig von wesentlicher Bedeutung sind. Krankenhäuser können wohl erwarten, dass es auch für sie besondere Standards gibt, die in absehbarer Zeit hinzuzuziehen sind.

Sollte für ein Krankenhaus ein Aspekt wesentlich sein, der nicht in einem der anderen Bereiche der ESRS angegeben werden kann, so kann das Krankenhaus dem Nachhaltigkeitsbericht einen weiteren Teil mit unternehmensspezifischen Angaben hinzufügen, sollte es wesentlich zum Verständnis der Situation des Krankenhauses beitragen (ESRS 1.11 und ESRS 1.AR1 ff.).

## ESRS 1 – Allgemeine Anforderungen

In ESRS 1 sind Grundsätze zu Methoden und Prozessen festgeschrieben, deren Befolgung die Nachvollziehbarkeit und Aussagekraft der Informationen des Nachhaltigkeitsberichts sicherstellt. Es werden unter anderem folgende Aspekte beschrieben:

- der Aufbau der ESRS und Begriffserklärungen (ESR 1.14 ff.),
- die qualitativen Anforderungen an den Bericht (ESRS 1.19 ff.),
- das Konzept der Doppelten Wesentlichkeit (ESRS 1.21 ff.) (▶ Kap. 4.1),
- die Rolle der Stakeholder (ESRS 1.22 ff.) (▶ Kap. 4.2),
- der Grad der Aufschlüsselung von Berichtsdaten für Unternehmen mit mehreren Standorten (ESRS 1.54 ff.)
- die Bedeutung der Sorgfaltspflicht (ESRS 1.58 ff.) und der Wertschöpfungskette (ESRS 1.62 ff. und ESRS 1.87 ff.) (▶ Kap. 4.3),
- die Ermittlung von Vergleichsdaten und Zeitangaben (ESRS 1.73 ff.),
- die Schutzklausel für geistiges Eigentum (ESRS 1.105 ff.)
- der Aufbau des Nachhaltigkeitsberichts (ESRS 1.11 ff.) und
- Übergangsbestimmungen (ESRS 1.130 ff.).

## Begriffserklärungen und Aufbau

Im Rahmen der Wesentlichkeitsanalyse ermittelt das Krankenhaus mithilfe der Outside-in- und der Inside-out-Perspektive alle für das Krankenhaus wesentlichen positiven und negativen Auswirkungen, Chancen und Risiken; diese werden in den ESRS kategorisch zusammengefasst und heißen IROs (Impacts, Risks and Opportunities) (ESRS 1.14).

Darüber hinaus müssen im ESRS 2, also den themenspezifischen Standards, allgemeine Angaben zu verschiedenen Bereichen gemacht werden, denen die folgenden Kürzel zugewiesen wurden (ESRS 1.12):

- GOV: Unternehmensführungsverfahren
- SBM: Strategie und Geschäftsmodell
- MT: Parameter und Ziele
- MDR-P/A/M/T: Mindestangabepflichten in Bezug auf Strategien, Maßnahmen, Parameter und Ziele

## Qualitative Anforderungen an den Bericht

ESRS 1.19 definiert die Qualitätsanforderungen an Informationen im Nachhaltigkeitsbericht. Hier fließt der Gedanke der Agilität ein (▶ Kap. 2). Die Informationen müssen von Beginn an ein gewisses Qualitätsniveau vorweisen. Sie müssen relevant und wahrheitsgetreu dargestellt sein. Zusätzlich unterstellt der Gesetzgeber, dass die gesammelten Informationen über die Jahre hinweg an Qualität gewinnen, da durch die Nachhaltigkeitsberichterstattung ein umfassender Datensatz aufgebaut wird. Die Informationen sollen dann vergleichbar, überprüfbar und verständlich sein.

ESRS 1 Anlage B spezifiziert die Qualitätsmerkmale. Informationen gelten als relevant, wenn sie in der Wesentlichkeitsanalyse als wesentlich definiert wurden (ESRS 1.QC1). Sie sind wahrheitsgetreu, wenn sie die folgenden drei Kriterien erfüllen (ESRS 1.QC5):

- Vollständig: Alle wesentlichen Informationen bezüglich der Nachhaltigkeitsthemen sind ausnahmslos angegeben, sodass der Leser die Auswirkungen, Risiken und Chancen verstehen und nachvollziehen kann (ESRS 1.QC6).
- Neutral: Die Information ist ausgewogen, das heißt nicht einseitig, gewichtet, hervorgehoben, abgeschwächt, aufgerechnet oder auf andere Weise verändert (ESRS 1.QC7 f.).

• Korrekt: Die Information ist fehlerfrei und präzise beschrieben. Forderungen, Schätzungen, Annahmen, Unsicherheiten, Grenzen und Prognosen müssen aufgezeigt und als solche erkennbar gemacht werden, was auch für methodische Vorgehensweisen, die sorgfältig konzipiert und präzise beschrieben werden müssen, gilt (ESRS 1.QC9).

### Ermittlung von Vergleichsdaten und Zeitangaben

Nachhaltigkeit ist langfristiges und vernetztes Denken. Die ESRS definieren die kurze Frist als Berichtszeitraum, mittelfristig ist länger als der Berichtszeitraum, aber kürzer als fünf Jahre, und langfristig ist länger als fünf Jahre (ESRS 1.77). Es ist ein Qualitätsmerkmal der Nachhaltigkeitsberichterstattung, Berichtsinhalte über den eigentlichen Berichtszeitraum hinaus miteinander zu vergleichen. Folglich ist nach ESRS 1.76 und ESRS 1.83 das Krankenhaus zu einer derartigen vergleichenden Berichterstattung verpflichtet. Die Informationen werden mit Informationen aus dem Basisjahr, zu dem die Information zum ersten Mal zur Verfügung stand (ESRS 1.75), oder dem laufenden Zeitraum verglichen.

Damit Informationen über mehrere Berichtsjahre hinweg miteinander verglichen werden können, müssen die Definition und Berechnung von Parametern über den Zeitverlauf einheitlich sein (ESRS 1.95). Sollten für den Vergleich Informationen aus der Vergangenheit angepasst werden müssen, so muss das Krankenhaus darüber Bericht erstatten und die Anpassung begründen (ESRS 1.84f.). Vergleiche müssen als erläuternde und beschreibende Angaben gemacht werden, wenn sie für das Verständnis des aktuellen Zeitraums relevant sind (ESRS 1.83). Regelungen zum Umgang mit Fehlern in früheren Berichten finden sich in ESRS 1.96ff.

### Schutzklausel für geistiges Eigentum

Die ESRS 1.105ff. legen fest, dass das Krankenhaus im Nachhaltigkeitsbericht nicht über vertrauliche Informationen berichten muss, selbst wenn diese als wesentlich identifiziert wurden. Es muss lediglich alle zumutbaren Anstrengungen unternehmen, um die Gesamtrelevanz der Angaben in Zusammenhang mit der vertraulichen Information möglichst nicht zu beeinträchtigen.

### Übergangsbestimmungen

Da mit der Nachhaltigkeitsberichterstattung ein komplett neues Themenfeld der Unternehmensberichterstattung etabliert wird und der Nutzen eines großen Wissensschatzes von gesamtvolkswirtschaftlichen Nachhaltigkeitsinformationen erst nach einigen Berichtsjahren zum Tragen kommt, legt der Gesetzgeber einige Übergangsbestimmungen fest, die Unternehmen den Einstieg erleichtern. Diese Übergangsbestimmungen werden auch Phase-in-Regelungen genannt und umfassen Angaben zu folgenden Themenbereichen (Auer 2023):

- **Unternehmensspezifische Angaben (ESRS 1.130 f.):** Der Gesetzgeber stellt fest, dass dieser Teil des Berichts vor allem in den ersten Jahren noch stark genutzt werden wird. Er kann als ein Feedbackmittel der Krankenhäuser an den Gesetzgeber wirken, bevor die sektorspezifischen Standards festgelegt und veröffentlicht werden.
- **Wertschöpfungskette (ESRS 1.132 ff.):** Auch Daten zur Wertschöpfungskette sind vor allem in den ersten Jahren für Krankenhäuser schwer zu ermitteln. Sollte es sogar unmöglich sein, reicht es auch, wenn das Krankenhaus seine Bemühung erläutert und die Gründe erklärt, warum die Daten nicht zu finden waren. Außerdem sind in den ersten drei Jahren Informationspflichten zur Wertschöpfungskette auf intern zur Verfügung stehende Informationen begrenzt.
- **Vergleichsinformationen (ESRS 1.136):** Im ersten Jahr muss das Krankenhaus keine Vergleichsinformationen vorlegen.
- **Erweiterung der Angabepflichten (ESRS 1.137):** Um den Einstiegsaufwand für Krankenhäuser überschaubar zu halten, veröffentlicht ESRS 1.Anlage C eine Liste mit Angabepflichten der ESRS, die erst nach und nach in Kraft treten. Sie betreffen die Bereitstellung von Informationen zu den erwarteten finanziellen Auswirkungen in allen Umweltthemenstandards für das erste Jahr sowie einige Angabepflichten des ESRS S1 »Eigene Belegschaft«. Einige dieser Übergangsregelungen müssen ausschließlich für kleinere berichtspflichtige Unternehmen mit weniger als 750 Beschäftigten angegeben werden.

## ESRS 2 – Allgemeine Angaben

Die ESRS 2 sind das erste Kapitel der ESRS, das konkrete Anweisungen gibt, was Krankenhäuser berichten müssen. Die Anweisungen aus den ESRS 2 gelten für alle berichtspflichtigen Unternehmen. Die allgemeinen Angaben umfassen die Bereiche Unternehmensführung, Strategie, Management der IROs und Parameter und Ziele bezüglich der Nachhaltigkeit. Grundsätzlich geht es bei den allgemeinen Angaben darum, dass ein Überblick zu dem Umfang und den

Inhalten der Berichterstattung gegeben wird. Dies dient dazu, dass die Leser ein Verständnis davon bekommen, wie die Nachhaltigkeitserklärung aufgebaut und erstellt wurde. Die ESRS 2 umfassen folgende Angabepflichten (Lanfermann 2023):

- **BP-1:** »Das Unternehmen hat die **allgemeine Grundlage** für die Erstellung seiner Nachhaltigkeitserklärung anzugeben« (ESRS 2.3).
  Dazu zählen unter anderem Angaben zum Konsolidierungskreis, der Wertschöpfungskette und dem Gebrauch der Schutzklausel.
- **BP-2:** »Das Unternehmen hat Angaben in Bezug auf **spezifische Umstände** vorzulegen« (ESRS 2.6).
  Dazu gehören eine geänderte Definition der Zeithorizonte, vorgenommene Schätzungen, Änderungen von Informationen früherer Berichtszeiträume, weiterführende Angaben und die Anwendung von Übergangsbestimmungen.
  Bei der Angabe der spezifischen Sachverhalte kann sich auf europäische Normen gestützt werden. Jedoch müssen immer die zuvor dargestellten grundlegenden Anforderungen aus ESRS 1 berücksichtigt werden.
- **GOV-1:** »Das Unternehmen hat die Zusammensetzung der **Verwaltungs-, Leitungs- und Aufsichtsorgane**, ihre Aufgaben und Zuständigkeiten sowie ihren Zugang zu Fachwissen und Kompetenzen in Bezug auf Nachhaltigkeitsaspekte anzugeben« (ESRS 2.19).
  Hier werden Angaben zur Diversität der Mitglieder, dem Fachwissen zur Nachhaltigkeit der Mitglieder und den Zuständigkeiten der Mitglieder in Bezug auf die wesentlichen Nachhaltigkeitsaspekte gewünscht.
- **GOV-2:** »Das Unternehmen hat anzugeben, wie die **Verwaltungs-, Leitungs- und Aufsichtsorgane** über Nachhaltigkeitsaspekte **informiert** werden und wie diese Aspekte im Berichtszeitraum behandelt wurden« (ESRS 2.24).
  Dabei soll über die wesentlichen IROs, die Umsetzung der Sorgfaltspflicht und die beschlossenen Maßnahmen und Ziele informiert werden.
- **GOV-3:** »Das Unternehmen hat Informationen über die Einbeziehung seiner nachhaltigkeitsbezogenen Leistung in **Anreizsysteme** anzugeben« (ESRS 2.27).
  Hier soll angegeben werden, ob den Mitgliedern der Verwaltungs-, Leitungs- und Aufsichtsorgane mit Nachhaltigkeitsaspekten verbundene Anreizsysteme angeboten werden.
- **GOV-4:** »Das Unternehmen hat eine Übersicht über die in seiner Nachhaltigkeitserklärung bereitgestellten Informationen über das Verfahren zur Erfüllung der **Sorgfaltspflicht** anzugeben« (ESRS 2.30).

Die Verfahren zur Erfüllung der Sorgfaltspflicht in Bezug auf Nachhaltigkeitsaspekte sollen hier dargestellt werden.

- **GOV-5:** »Das Unternehmen hat die wichtigsten Merkmale seines **Risikomanagements** und seines internen Kontrollsystems in Bezug auf das Verfahren der Nachhaltigkeitsberichterstattung anzugeben« (ESRS 2.34).
Hier soll aufgezeigt werden, wie das Risikomanagement und die internen Kontrollverfahren in Bezug auf die Nachhaltigkeitsberichterstattung aussehen.
- **SBM-1:** »Das Unternehmen hat die Elemente seiner **Strategie**, die sich auf Nachhaltigkeitsaspekte, sein Geschäftsmodell und seine Wertschöpfungskette beziehen oder diese beeinflussen, anzugeben« (ESRS 2.38).
Hier sollen die Kernelemente der allgemeinen Strategie im Hinblick auf die Nachhaltigkeitsaspekte beschrieben werden. Auch sollen die Schlüsselelemente des Geschäftsmodells und der Wertschöpfungskette hinsichtlich der Auswirkungen, Risiken und Chancen vermittelt werden.
- **SBM-2:** »Das Unternehmen hat anzugeben, wie die Interessen und Standpunkte seiner **Interessenträger** in der Strategie und dem Geschäftsmodell des Unternehmens berücksichtigt werden« (ESRS 2.43).
Hier soll vermittelt werden, inwiefern die Interessen und Standpunkte der Interessenträger die Strategie und das Geschäftsmodell beeinflussen.
- **SBM-3:** »Das Unternehmen hat seine **wesentlichen Auswirkungen, Risiken und Chancen**_anzugeben und ihre Wechselwirkungen mit seiner Strategie und seinem Geschäftsmodell zu erläutern« (ESRS 2.46).
Wie genau die Angaben zu erfolgen haben, ist in den themenspezifischen und sektorspezifischen Standards definiert.
- **IRO-1:** »Das Unternehmen hat sein **Verfahren zur Ermittlung seiner Auswirkungen, Risiken und Chancen und zur Bewertung ihrer Wesentlichkeit** anzugeben« (ESRS 2.51).
Hier muss der Prozess der Wesentlichkeitsanalyse und die Bewertung der Auswirkungen, Chancen und Risiken nachvollziehbar beschrieben werden. Dazu gehört die Angabe der Methoden, Annahmen, Parameter und Quellen. Die konkreten Ergebnisse und Bewertungskriterien müssen nicht genannt, aber intern dokumentiert werden, da sie im Rahmen der Prüfung relevant sind.
- **IRO-2:** »Das Unternehmen hat Bericht über die in seinen Nachhaltigkeitserklärungen befolgten **Angabepflichten** zu erstatten« (ESRS 2.51).
- **MDR-(P/A/M/T):** Die **Mindestangabepflichten** zu den Strategien, Maßnahmen, Zielen und Parametern regeln, welche erforderlichen Informationen das Unternehmen im Rahmen der ESRS oder auf Basis der Unter-

nehmensspezifik mindestens angeben muss. Die Mindestangabepflicht wird derzeit noch durch die Übergangsbestimmungen ergänzt.

Einige der ESRS 2 (fett hervorgehoben) werden in den themenspezifischen Standards aufgegriffen und mit Bezug auf das jeweilige Thema des Standards konkretisiert (ESRS 2.Anlage C).

**Themenspezifische ESRS**

Die themenspezifischen Standards sind nach den ESG-Kriterien aufgegliedert. Der Bereich Ökologie beinhaltet fünf Standards, Soziales vier und Organisationsführung einen. Jeder Standard ist in Unterthemen und Unter-Unterthemen aufgegliedert werden. ESRS 1.AR16 gibt einen Überblick über diese Gliederungsebenen.

Jeder Standard ist folgendermaßen aufgebaut:

- **Ziel:** Zu den Zielen gehört bei den E- und S-Standards die Beschreibung der wesentlichen Auswirkungen der Krankenhaustätigkeit auf das Thema des Standards, die Erklärung, wie negative Auswirkungen der Krankenhaustätigkeit verhindert oder vermindert werden können, und die Beschreibung der wesentlichen Chancen und Risiken in Bezug zum Themenfeld und deren finanzieller Auswirkungen auf das Krankenhaus. Außerdem werden wichtige Begriffe des Standards definiert.
- **Zusammenspiel mit anderen ESRS:** In diesem Abschnitt wird erklärt, wie das jeweilige Thema im Zusammenhang zu anderen Themenbereichen der Standards steht.
- **Angabepflichten:** Neben den Angaben, die die allgemeinen Angaben der ESRS 2 ergänzen, werden hier die themenspezifischen Angabepflichten definiert. Sie erläutern, ob in der jeweiligen Angabepflicht Ziele, Maßnahmen, Strategien oder Parameter angegeben werden sollen. In einem ESG-Bereich gibt es Angabepflichten, die in jedem Standard vorkommen. Diese werden unter Umständen in einzelnen Themen durch weitere Angabepflichten ergänzt.

**Themenspezifische Angabepflichten der ökologischen Standards**

**ESRS E1 – Klimawandel**

Der erste der ökologischen Standards enthält Berichtsanforderungen zu Klimaschutz, Anpassung an den Klimawandel und Energieerzeugung und -verbrauch. Die Angaben in ESRS E1 – Klimawandel müssen gemacht werden, um ein Verständnis zu den folgenden Punkten zu vermitteln (ESRS E1, Abl. L, 2023/2772, 2023, S. 1, 72 ff.):

a) wie sich das Unternehmen in Bezug auf wesentliche positive und negative, tatsächliche und potenzielle Auswirkungen auf den Klimawandel auswirkt,
b) die bisherigen, derzeitigen und künftigen Klimaschutzbemühungen des Unternehmens im Einklang mit dem Übereinkommen von Paris (oder einem aktualisierten internationalen Klimaschutzübereinkommen), die mit dem Ziel der Begrenzung der Erderwärmung auf 1,5 °C übereinstimmen,
c) die Pläne und die Fähigkeiten des Unternehmens, seine Strategie und sein Geschäftsmodell im Einklang mit dem Übergang zu einer nachhaltigen Wirtschaft anzupassen und zur Begrenzung der Erderwärmung auf 1,5 °C beizutragen,
d) alle weiteren Maßnahmen des Unternehmens zur Verhinderung, Minderung oder Behebung tatsächlicher oder potenzieller negativer Auswirkungen und zum Umgang mit Risiken und Chancen, und die Ergebnisse dieser Maßnahmen,
e) die Eigenschaften, die Art und der Umfang der wesentlichen Risiken und Chancen des Unternehmens, die sich aus seinen Auswirkungen und Abhängigkeiten in Bezug auf den Klimawandel ergeben, sowie die Art und Weise, wie das Unternehmen mit diesen Risiken und Chancen umgeht, und
f) die finanziellen Auswirkungen der Risiken und Chancen, die sich kurz-, mittel- und langfristig aus den Auswirkungen und Abhängigkeiten des Unternehmens in Bezug auf den Klimawandel ergeben.

Dazu gehört die Angabe der folgenden Ziele und Paramater:

- Ziele im Zusammenhang mit dem Klimaschutz und der Anpassung an den Klimawandel
- Energieverbrauch, Energiemix, Energieintensität
- THG-Bruttoemissionen der Kategorien Scope 1, 2 und 3 sowie THG-Gesamtemissionen (▶ Kap. 5.2)

- Abbau von Treibhausgasen und Projekte zur Verringerung von Treibhausgasen, finanziert über $CO_2$-Gutschriften
- Interne $CO_2$-Bepreisung
- Erwartete finanzielle Auswirkungen wesentlicher physischer Risiken und Übergangsrisiken sowie potenzielle klimabezogene Chancen

**ESRS E2 – Umweltverschmutzung**

ESRS E2 enthält Berichtsanforderungen zur Umweltverschmutzung, insbesondere zur Verschmutzung von Luft, Wasser und Boden sowie besorgniserregenden Stoffen. Hier geht es um das Verständnis zu folgenden Punkten (ESRS E2 – Umweltverschmutzung, Abl. L, 2023/2772, 2023, S. 1, 111 ff.):

- die wesentlichen positiven und negativen tatsächlichen oder potenziellen Auswirkungen des Unternehmens in Bezug auf die Luft-, Wasser- und Bodenverschmutzung,
- alle Maßnahmen zur Verhinderung, Minderung oder Behebung tatsächlicher oder potenzieller negativer Auswirkungen und zum Umgang mit Risiken und Chancen, und die Ergebnisse dieser Maßnahmen,
- die Pläne und die Fähigkeiten des Unternehmens, seine Strategie und sein Geschäftsmodell im Einklang mit dem Übergang zu einer nachhaltigen Wirtschaft und mit den Erfordernissen der Vermeidung, Verminderung und Beseitigung von Umweltverschmutzung anzupassen. Dadurch soll eine schadstofffreie Umwelt mit Null-Verschmutzung geschaffen werden, auch zur Unterstützung des EU-Aktionsplans »Schadstofffreiheit von Luft, Wasser und Boden«,
- die Art und der Umfang der wesentlichen Risiken und Chancen des Unternehmens hinsichtlich der Auswirkungen und Abhängigkeiten des Unternehmens im Zusammenhang mit Umweltverschmutzung sowie die Verhinderung, Verminderung, Beseitigung oder Verringerung der Umweltverschmutzung, auch wenn dies aufgrund der Anwendung von Vorschriften erfolgt, und wie das Unternehmen damit umgeht, und
- die finanziellen Auswirkungen der wesentlichen Risiken und Chancen, die sich für das Unternehmen kurz-, mittel- und langfristig aus den Auswirkungen und Abhängigkeiten des Unternehmens im Zusammenhang mit Umweltverschmutzung ergeben.

Dazu gehört die Angabe der folgenden Ziele und Paramater:

- Ziele im Zusammenhang mit Umweltverschmutzung
- Luft-, Wasser- und Bodenverschmutzung
- Besorgniserregende Stoffe und besonders besorgniserregende Stoffe
- Erwartete finanzielle Auswirkungen durch wesentliche Risiken und Chancen im Zusammenhang mit Umweltverschmutzung

**ESRS E3 – Wasser- und Meeresressourcen**

In ESRS E3 geht es um Wasserverbräuche und die Nutzung mariner Ressourcen. Ersteres ist für Krankenhäuser besonders relevant. Deswegen steht hier die Vermittlung eines Verständnisses bezüglich folgender Punkte im Vordergrund (ESRS E3, Abl. L, 2023/2772, 2023, S. 1, 122 ff.):

a) die **wesentlichen positiven und negativen tatsächlichen oder potenziellen Auswirkungen** des Unternehmens auf die Wasser- und Meeresressourcen,

b) alle **ergriffenen Maßnahmen zur Verhinderung oder Minderung** wesentlicher tatsächlicher oder potenzieller negativer Auswirkungen und zum Schutz von Wasser- und Meeresressourcen sowie die Ergebnisse dieser Maßnahmen, auch im Hinblick auf die Verringerung des Wasserverbrauchs, sowie zum Umgang mit Risiken und Chancen,

c) ob, wie und **in welchem Umfang das Unternehmen zu den Zielen des europäischen Grünen Deals in Bezug auf Frischluft, sauberes Wasser, gesunde Böden und biologische Vielfalt sowie zur Nachhaltigkeit der blauen Wirtschaft und des Fischereisektors beiträgt**, und dabei Folgendes beachtet: die Richtlinie 2000/60/EG des Europäischen Parlaments und des Rates (Wasserrahmenrichtlinie der EU), die Richtlinie 2008/56/EG des Europäischen Parlaments und des Rates (Meeresstrategie-Rahmenrichtlinie der EU), die Richtlinie 2014/89/EG des Europäischen Parlaments und des Rates (EU-Richtlinie über die maritime Raumplanung), die Ziele für nachhaltige Entwicklung (insbesondere Ziel Nr. 6 »Sauberes Wasser und Sanitär-Einrichtungen« und Ziel Nr. 14 »Leben unter Wasser«) sowie die Einhaltung der globalen Umweltgrenzen (z.B. Integrität der Biosphäre, Versauerung der Ozeane, Süßwasserverbrauch und biogeochemische Ströme innerhalb der Belastbarkeitsgrenzen des Planeten),

d) die **Pläne und die Fähigkeiten des Unternehmens, seine Strategie und sein Geschäftsmodell im Einklang mit der Förderung einer nachhaltigen Wassernutzung auf der Grundlage eines langfristigen Schutzes der verfügbaren Wasserressourcen anzupassen**; den Schutz aquatischer

Ökosysteme und die Wiederherstellung von Süßwasser- und Meereslebensräumen,

e) die **Eigenschaften, die Art und der Umfang der wesentlichen Risiken und Chancen des Unternehmens, die sich aus seinen Auswirkungen und Abhängigkeiten in Bezug auf Wasser- und Meeresressourcen ergeben**, sowie die Art und Weise, wie das Unternehmen mit diesen Risiken und Chancen umgeht, und

f) die **finanziellen Auswirkungen der wesentlichen Risiken und Chancen**, die sich kurz-, mittel- und langfristig aus den Auswirkungen und Abhängigkeiten des Unternehmens in Bezug auf Wasser- und Meeresressourcen ergeben.

Dazu gehört die Angabe der folgenden Ziele und Paramater:

- Ziele im Zusammenhang mit Wasser- und Meeresressourcen
- Wasserverbrauch
- Erwartete finanzielle Auswirkungen durch wesentliche Risiken und Chancen im Zusammenhang mit Wasser- und Meeresressourcen

**ESRS E4 – Biologische Vielfalt und Ökosysteme**

In ESRS E4 geht es um Biodiversität und Ökosystemen, unter anderem um Landnutzung und Landnutzungsänderung, inklusive Entwaldung, invasive Arten und weitere Treiber für Biodiversitätsverlust sowie um den Zustand von Arten und Ökosystemen. Dabei geht es um das Verständnis zu folgenden Aspekten (ESRS E4, Abl. L, 2023/2772, 2023, S. 1, 133 ff.):

a) welchen **Einfluss das Unternehmen auf die biologische Vielfalt und Ökosysteme** in Form wesentlicher positiver und negativer tatsächlicher und potenzieller Auswirkungen hat, einschließlich des Ausmaßes, in dem es zu den Ursachen für den Verlust und die Schädigung der biologischen Vielfalt und von Ökosystemen beiträgt,

b) alle ergriffenen **Maßnahmen zur Verhinderung oder Minderung wesentlicher tatsächlicher oder potenzieller negativer Auswirkungen** und zum Schutz und zur Wiederherstellung der biologischen Vielfalt und von Ökosystemen sowie die Ergebnisse dieser Maßnahmen, und zum Umgang mit Risiken und Chancen, und

c) die **Pläne und die Fähigkeiten des Unternehmens, seine Strategie und sein Geschäftsmodell im Einklang mit Folgendem anzupassen:**

5 Erstellung und Veröffentlichung des Nachhaltigkeitsberichts

    i. der Einhaltung der Belastbarkeitsgrenzen des Planeten im Zusammenhang mit der Integrität der Biosphäre und dem Landsystemwandel,
    ii. der Vision des globalen Biodiversitätsrahmens von Kunming-Montreal und seine einschlägigen Ziele und Vorgaben,
    iii. den relevanten Aspekten der EU-Biodiversitätsstrategie für 2030,
    iv. Richtlinie 2009/147/EG des Europäischen Parlaments und des Rates und Richtlinie 92/43/EWG des Rates (EU-Vogelschutz- und Habitat-Richtlinien) und
    v. Richtlinie 2008/56/EG des Europäischen Parlaments und des Rates (Meeresstrategie-Rahmenrichtlinie),

d) die **Eigenschaften, die Art und den Umfang der wesentlichen Risiken, Abhängigkeiten und Chancen** des Unternehmens im Zusammenhang mit biologischer Vielfalt und Ökosystemen, sowie die Art und Weise, wie das Unternehmen damit umgeht, und

e) die **finanziellen Auswirkungen der wesentlichen Risiken und Chancen**, die sich kurz-, mittel- und langfristig aus den Auswirkungen und Abhängigkeiten des Unternehmens in Bezug auf biologische Vielfalt und Ökosysteme ergeben.

Dazu gehört die Angabe der folgenden Ziele und Paramater:

- Ziele im Zusammenhang mit biologischer Vielfalt und Ökosystemen
- Auswirkungsparameter im Zusammenhang mit biologischer Vielfalt und Ökosystemveränderungen
- Erwartete finanzielle Auswirkungen durch wesentliche Risiken und Chancen im Zusammenhang mit biologischer Vielfalt und Ökosystemen

**ESRS E5 – Ressourcennutzung und Kreislaufwirtschaft**

ESRS E5 enthält Berichtsanforderungen zu Ressourcennutzung und Circular Economy, insbesondere zu Materialien und deren zirkulärer Verwendung, Produkten des Unternehmens und zirkulären Verwendungsmöglichkeiten sowie Abfällen. Verständnis zu folgenden Punkten soll vermittelt werden (ESRS E5, Abl. L, 2023/2772, 2023, S. 1, 152 ff.):

a) die **wesentlichen positiven und negativen tatsächlichen oder potenziellen Auswirkungen** des Unternehmens, einschließlich der Ressourceneffizienz, der Vermeidung der Erschöpfung nicht erneuerbarer Ressourcen und der nachhaltigen Beschaffung und Nutzung erneuerbarer Ressourcen

(in diesem Standard als »Ressourcennutzung und Kreislaufwirtschaft« bezeichnet),
b) alle **Maßnahmen (und die Ergebnisse dieser Maßnahmen), die ergriffen wurden, um tatsächliche oder potenzielle negative Auswirkungen im Zusammenhang mit der Ressourcennutzung zu verhindern oder abzumildern**, einschließlich Maßnahmen zur Entkoppelung des Wirtschaftswachstums von der Verwendung von Materialien, und um mit Risiken und Chancen umzugehen,
c) die **Pläne und Kapazitäten des Unternehmens zur Anpassung seiner Strategie und seines Geschäftsmodells an die Grundsätze der Kreislaufwirtschaft**, unter anderem in Bezug auf die Minimierung von Abfällen, die Erhaltung des höchstmöglichen Werts von Produkten, Materialien und anderen Ressourcen und die Verbesserung ihrer effizienten Nutzung bei Produktion und Verbrauch,
d) die **Eigenschaften, die Art und den Umfang der wesentlichen Risiken und Chancen** des Unternehmens, die mit seinen Auswirkungen und Abhängigkeiten in Bezug auf Ressourcennutzung und Kreislaufwirtschaft verbunden sind, sowie die Art und Weise, wie das Unternehmen damit umgeht, und
e) die **finanziellen Auswirkungen der wesentlichen Risiken und Chancen**, die sich kurz-, mittel- und langfristig aus den Auswirkungen und Abhängigkeiten des Unternehmens in Bezug auf Ressourcennutzung und Kreislaufwirtschaft ergeben.

Dazu gehört die Angabe der folgenden Ziele und Paramater:

- Ziele im Zusammenhang mit Ressourcennutzung und Kreislaufwirtschaft
- Ressourcenzuflüsse
- Ressourcenabflüsse
- Erwartete finanzielle Auswirkungen durch wesentliche Risiken und Chancen im Zusammenhang mit Ressourcennutzung und Kreislaufwirtschaft

**Themenspezifische Angabepflichten der sozialen Standards**

Diese Angabepflichten eines jeden sozialen Standards betreffen:

- Strategien im Zusammenhang mit dem Thema
- Verfahren zur Einbeziehung der jeweiligen Personengruppe in Bezug auf Auswirkungen

- Verfahren zur Behebung negativer Auswirkungen und Kanäle, über die die jeweilige Personengruppe Bedenken äußern können
- die Ergreifung von Maßnahmen in Bezug auf wesentliche Auswirkungen und Ansätze zur Minderung wesentlicher Risiken und zur Nutzung wesentlicher Chancen im Zusammenhang mit dem Thema sowie die Wirksamkeit dieser Maßnahmen und Ansätze
- Ziele im Zusammenhang mit der Bewältigung wesentlicher negativer Auswirkungen, der Förderung positiver Auswirkungen und dem Umgang mit wesentlichen Risiken und Chancen

**ESRS S1 – Eigene Belegschaft**

Ziel des ESRS S1 Standards ist es, ein Verständnis zu den wesentlichen Auswirkungen auf die eigene Belegschaft sowie die damit zusammenhängenden wesentlichen Risiken und Chancen zu verstehen (ESRS S1, Abl. L, 2023/2772, 2023, S. 1, 164 ff.):

a) die wesentlichen positiven und negativen tatsächlichen oder potenziellen Auswirkungen des Unternehmens auf seine eigene Belegschaft,
b) alle ergriffenen Maßnahmen zur Verhinderung, Minderung oder Behebung tatsächlicher oder potenzieller negativer Auswirkungen und zum Umgang mit Risiken und Chancen, und die Ergebnisse dieser Maßnahmen,
c) die Eigenschaften, die Art und der Umfang der wesentlichen Risiken und Chancen des Unternehmens, die mit seinen Auswirkungen oder Abhängigkeiten in Bezug auf seine eigene Belegschaft verbunden sind, sowie die Art und Weise, wie das Unternehmen damit umgeht, und
d) die finanziellen Auswirkungen der wesentlichen Risiken und Chancen, die sich kurz-, mittel- und langfristig aus den Auswirkungen und Abhängigkeiten des Unternehmens in Bezug auf seine eigene Belegschaft ergeben.

Dazu gehört die Angabe der folgenden Ziele und Paramater:

- Ziele im Zusammenhang mit der Bewältigung wesentlicher negativer Auswirkungen, der Förderung positiver Auswirkungen und dem Umgang mit wesentlichen Risiken und Chancen
- Merkmale der Beschäftigten des Unternehmens
- Merkmale der nicht angestellten Beschäftigten in der eigenen Belegschaft des Unternehmens
- Tarifvertragliche Abdeckung und sozialer Dialog
- Diversitätsparameter

- Angemessene Entlohnung
- Sozialschutz
- Menschen mit Behinderungen
- Parameter für Schulungen und Kompetenzentwicklung
- Parameter für Gesundheitsschutz und Sicherheit
- Parameter für die Vereinbarkeit von Berufs- und Privatleben
- Vergütungsparameter (Verdienstunterschiede und Gesamtvergütung)
- Vorfälle, Beschwerden und schwerwiegende Auswirkungen im Zusammenhang mit Menschenrechten

**ESRS S2 – Arbeitskräfte in der Wertschöpfungskette**

In ESRS 2 müssen Angabepflichten festgelegt werden, die es ermöglichen, wesentliche Auswirkungen auf die Arbeitskräfte in der Wertschöpfungskette im Zusammenhang mit der Geschäftstätigkeit und Wertschöpfungskette nachzuvollziehen (ESRS S2, Abl. L, 2023/2772, 2023, S. 1, 202 ff.):

a) die wesentlichen **positiven und negativen tatsächlichen oder potenziellen Auswirkungen** des Unternehmens auf die Arbeitskräfte in der Wertschöpfungskette,
b) alle **ergriffenen Maßnahmen zur Verhinderung, Minderung oder Behebung** tatsächlicher oder potenzieller negativer Auswirkungen und zum Umgang mit Risiken und Chancen, und die Ergebnisse dieser Maßnahmen
c) die **Eigenschaften, die Art und der Umfang der wesentlichen Risiken und Chancen** des Unternehmens, einschließlich derjenigen, die mit seinen Auswirkungen oder Abhängigkeiten in Bezug auf Arbeitskräfte in der Wertschöpfungskette verbunden sind, sowie die Art und Weise, wie das Unternehmen damit umgeht, und
d) die **finanziellen Auswirkungen der wesentlichen Risiken und Chancen**, die sich kurz-, mittel- und langfristig ergeben, einschließlich derjenigen aus den Auswirkungen und Abhängigkeiten des Unternehmens in Bezug auf Arbeitskräfte in der Wertschöpfungskette.

Dazu gehört die Angabe der folgenden Ziele und Paramater:

- Ziele im Zusammenhang mit der Bewältigung wesentlicher negativer Auswirkungen, der Förderung positiver Auswirkungen und dem Umgang mit wesentlichen Risiken und Chancen

**ESRS S3 – Betroffene Gemeinschaften**

Wesentliche Auswirkungen auf betroffene Gemeinschaften im Zusammenhang mit der Geschäftstätigkeit und Wertschöpfungskette, der Produkte oder Dienstleistungen und durch die Geschäftsbeziehungen und die damit verbundenen wesentlichen Risiken und Chancen sollen nachvollziehbar dargestellt werden (ESRS S3, Abl. L, 2023/2772, 2023, S. 1, 217 ff.):

a) die Auswirkungen des Unternehmens auf Gemeinschaften in Gebieten, in denen Auswirkungen am wahrscheinlichsten und schwerwiegendsten sind, in Bezug auf wesentliche positive und negative tatsächliche oder potenzielle Auswirkungen,

b) alle ergriffenen Maßnahmen zur Verhinderung, Minderung oder Behebung tatsächlicher oder potenzieller negativer Auswirkungen und zum Umgang mit Risiken und Chancen, und die Ergebnisse dieser Maßnahmen,

c) die Eigenschaften, die Art und der Umfang der wesentlichen Risiken und Chancen des Unternehmens, die mit seinen Auswirkungen oder Abhängigkeiten in Bezug auf betroffene Gemeinschaften verbunden sind, sowie die Art und Weise, wie das Unternehmen damit umgeht, und

d) die finanziellen Auswirkungen der wesentlichen Risiken und Chancen, die sich kurz-, mittel- und langfristig aus den Auswirkungen und Abhängigkeiten des Unternehmens in Bezug auf betroffene Gemeinschaften ergeben.

Dazu gehört die Angabe der folgenden Ziele und Paramater:

- Ziele im Zusammenhang mit der Bewältigung wesentlicher negativer Auswirkungen, der Förderung positiver Auswirkungen und dem Umgang mit wesentlichen Risiken und Chancen

**ESRS S4 – Verbraucher und Endnutzer**

Hier sollen Angabepflichten festgelegt werden, die es ermöglichen, die wesentlichen Auswirkungen auf Verbraucher und Endnutzer im Zusammenhang mit der Geschäftstätigkeit und Wertschöpfungskette, den Produkten oder Dienstleistungen, sowie durch Geschäftsbeziehungen und die damit verbundenen wesentlichen Risiken und Chancen zu verstehen (ESRS S3, Abl. L, 2023/2772, 2023, S. 1, 232 ff.):

a) die **Auswirkungen des Unternehmens auf die Verbraucher und/oder Endnutzer seiner Produkte und/oder Dienstleistungen** (in diesem

Standard »Verbraucher und Endnutzer«) in Form wesentlicher positiver und negativer tatsächlicher oder potenzieller Auswirkungen,
b) alle **ergriffenen Maßnahmen zur Verhinderung, Minderung oder Behebung** tatsächlicher oder potenzieller negativer Auswirkungen und zum Umgang mit Risiken und Chancen, und die Ergebnisse dieser Maßnahmen,
c) die **Eigenschaften, die Art und der Umfang der wesentlichen Risiken und Chancen** des Unternehmens, die mit seinen Auswirkungen oder Abhängigkeiten in Bezug auf Verbraucher und Endnutzer verbunden sind, sowie die Art und Weise, wie das Unternehmen mit solchen Risiken und Chancen umgeht, und
d) die **finanziellen Auswirkungen der wesentlichen Risiken und Chancen**, die sich kurz-, mittel- und langfristig aus den Auswirkungen und Abhängigkeiten des Unternehmens in Bezug auf Verbraucher und/oder Endnutzer ergeben.

Dazu gehört die Angabe der folgenden Ziele und Paramater:

- Ziele im Zusammenhang mit der Bewältigung wesentlicher negativer Auswirkungen, der Förderung positiver Auswirkungen und der Umgang mit wesentlichen Risiken und Chancen

**Themenspezifische Angabepflichten des Standards der Organisationsführung**

**ESRS G1 – Unternehmenspolitik**

Dieser Standard bietet einen Rahmen, um die Strategie und den Ansatz, die Prozesse und die Verfahren des Unternehmens sowie seine Leistung in Bezug auf die Unternehmenspolitik verständlich zu machen. Dazu gehören (ESRS G1, Abl. L, 2023/2772, 2023, S. 1, 246 ff.):

a) Unternehmensethik und Unternehmenskultur, einschließlich der Bekämpfung von Korruption und Bestechung, des Schutzes von Hinweisgebern und des Tierwohls,
b) Management der Beziehungen zu Lieferanten, einschließlich Zahlungspraktiken, insbesondere im Hinblick auf Zahlungsverzug an kleine und mittlere Unternehmen,
c) Tätigkeiten und Verpflichtungen des Unternehmens im Zusammenhang mit der Ausübung seines politischen Einflusses, einschließlich seiner Lobbytätigkeiten.

Parameter und Ziele, die dabei eine Rolle spielen, sind folgende:

- Vorfälle in Bezug auf Korruption oder Bestechung
- Politische Einflussnahme und Lobbytätigkeiten
- Zahlungspraktiken

## 5.2 Nachhaltigkeitsspezifische Kennzahlen (KPIs)

Sollte ein Krankenhaus alle Nachhaltigkeitsaspekte als wesentlich definieren, müsste es nach ESRS neben den inhaltlichen Berichten über ca. 150 Kennzahlen (KPIs) berichten, die berechnet werden müssen und deren Datengrundlage für die Nachhaltigkeitsberichterstattung erhoben oder gesammelt werden müsste. Unter Umständen kann hier allerdings auf Arbeit zurückgegriffen werden, die schon in einem anderen Rahmen vorgenommen wurde. Manche der Datenpunkte, die in den einzelnen Standards angegeben werden müssen, ergeben sich aus anderen EU-Rechtsvorschriften. ESRS 2.Anlage B gibt hierzu eine Übersicht. Im Rahmen von Normen, freiwilligen Nachhaltigkeitsstandards und Audits müssen teils dieselben KPIs erhoben werden, die auch für die CSRD-Nachhaltigkeitsberichterstattung benötigt werden. Im Folgenden soll vor allem auf die in den ESRS benötigten KPIs der EU-Taxonomie (CapEx, OpEx und TotEx) und des GHG-Protokolls zur Treibhausgaserfassung eingegangen werden.

> **Nachhaltigkeits-KPIs** (Key Performance Indicators) sind Kennzahlen, die als Referenzrahmen für die Messung zur Erreichung von Nachhaltigkeitszielen und für die Überwachung von Nachhaltigkeitsstrategien dienen. Sie werden auch als Nachhaltigkeitskennzahlen, Nachhaltigkeitsindikatoren oder Leistungsindikatoren bezeichnet.

### CapEx, TotEx und OpEx nach EU-Taxonomie

Die EU-Taxonomie definiert, welche wirtschaftlichen Tätigkeiten als ökologisch nachhaltig gelten (▶ Kap. 3.2). In diesem Zusammenhang werden drei KPIs definiert, die auch in der Nachhaltigkeitsberichterstattung, z. B. in ESRS E1–3 und in ESRS E4–3, angegeben werden müssen. Hierbei handelt es sich um

**TotEx**, den Anteil der ökologisch nachhaltigen Umsatzerlöse an den Gesamtumsatzerlösen, **CapEx**, den Anteil der ökologisch nachhaltigen Investitionsausgaben an den gesamten Investitionsausgaben, und **OpEx**, den Anteil der ökologisch nachhaltigen Betriebsausgaben an den gesamten Betriebsausgaben (▶ Abb. 5.1) (DRSC 2021).

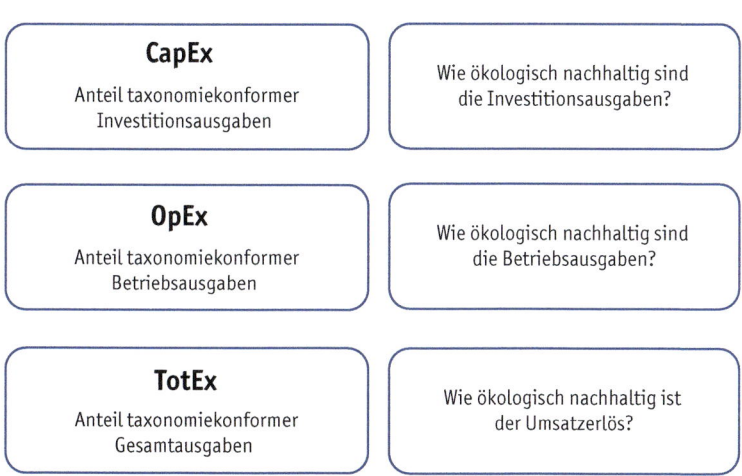

**Abb. 5.1:** Kennzahlen der Taxonomieverordnung

Der CapEx bietet einen vorausschauenden Blick auf die Pläne des Unternehmens zur Umstellung der Geschäftstätigkeit auf ökologisch nachhaltige Ziele. Der Anteil der Investitionsausgaben, der sich auf Vermögenswerte oder Prozesse bezieht, die entweder mit taxonomiekonformen Aktivitäten verbunden sind oder mit solchen, die Teil eines Plans zur Ausweitung taxonomiekonformer Wirtschaftstätigkeiten (CapEx-Plan) sind, muss offengelegt werden.

Der CapEx-Plan ist von strategischer Bedeutung, da er beschreibt, wie die an der Taxonomie ausgerichteten Wirtschaftstätigkeiten des Unternehmens auszubauen sind oder wie die für die Taxonomie in Frage kommenden Wirtschaftstätigkeiten so zu verbessern sind, dass sie innerhalb von fünf Jahren (maximal 10 Jahre, sollten die Taxonomiekriterien geändert werden) an die Taxonomie angepasst werden. Vom CapEx-Plan zu erfüllende Bedingungen sind die Veröffentlichung des Plans auf aggregierter Wirtschaftstätigkeitsebene und die direkte oder indirekte Billigung des Plans durch die Geschäftsleitung.

5 Erstellung und Veröffentlichung des Nachhaltigkeitsberichts

> **CapEx:** Anteil ökologisch nachhaltiger Investitionsausgaben (Capital Expenditures)
> z. B. Betriebs- und Geschäftsausstattung, Fahrzeuge, Immobilien, Maschinen
>
> **Berechnung des CapEx nach EU-Taxonomie:**
> $$CapEx = \frac{Investitionsausgaben\ taxonomiekonformer\ Aktivitäten}{Gesamtinvestitionen} \times 100$$

Der OpEx beziffert den Anteil der Betriebsausgaben, der sich auf Vermögenswerte oder Prozesse bezieht, die mit taxonomisch ausgerichteten Wirtschaftstätigkeiten oder mit dem Investitionsplan in Verbindung stehen. Wenn die Betriebsausgaben für das Geschäftsmodell des Unternehmens nicht wesentlich sind, kann der Zähler unter bestimmten Bedingungen mit Null angegeben werden.

> **OpEx:** Anteil ökologisch nachhaltiger Betriebsausgaben (Operational Expenditures)
> z. B. Kosten für Roh- und Betriebsstoffe, Personalkosten, Energiekosten und Kosten für Vertrieb und Verwaltung
>
> **Berechnung des OpEx nach EU-Taxonomie:**
> $$OpEx = \frac{Betriebsausgaben\ taxonomiekonformer\ Aktivitäten}{Gesamtbetriebsausgaben} \times 100$$

TotEx ist der Anteil der Umsatzerlöse, der mit Produkten und Dienstleistungen erzielt wird, die mit den an die Taxonomie angepassten Wirtschaftszweigen verbunden sind. Er wird inklusive der Vermögenswerte angegeben. Die Umsatzerlöse werden auf der Grundlage derselben Rechnungslegungsgrundsätze berechnet, die für die Erstellung des Jahresabschlusses des Unternehmens gelten. Am TotEx lässt sich der Beitrag eines Unternehmens zu den Umweltzielen ablesen.

> **TotEx:** Anteil ökologisch nachhaltiger Umsatzerlöse (Total Expenditures)
> Erlöse aus der gewöhnlichen Geschäftstätigkeit
>
> **Berechnung des OpEx nach EU-Taxonomie:**
> $$TotEx = \frac{Umsatz\ taxonomiekonformer\ Aktivitäten}{Gesamtnettoumsatz} \times 100$$

## Treibhausgaserfassung nach Scope 1, 2 und 3

Treibhausgasemissionen werden bereits in vielen Krankenhäusern näherungsweise vollständig oder ansatzweise erfasst. Nun müssen sie als Kennzahlen in die verpflichtende Nachhaltigkeitsberichterstattung aufgenommen werden. Es ist vorgegeben, dass die Treibhausgasemissionen im Sinne des Green-House-Gas-Protocols berechnet und demzufolge als Scope-1-, Scope-2- und Scope-3-Emissionen angegeben werden(▶ Abb. 5.2).

Während Scope 1 und Scope 2 auf Basis interner Informationen erfasst werden können, stellt die Berichterstattung über Scope-3-Emissionen für viele Krankenhäuser eine Herausforderung dar, da sie auf Informationen von Unternehmen in der vor- und nachgelagerten Wertschöpfungskette angewiesen sind. Grundsätzlich muss davon ausgegangen werden, dass mindestens die Angabe von Scope 1 wesentlich ist und somit Teil des Berichts zu sein hat. Da sich die Methodik des GHG-Protocols in kontinuierlicher Weiterentwicklung befindet, sollten Krankenhäuser flexibel bleiben, um auf eine Erweiterung der zu berichtenden Emissionen reagieren zu können.

Es gibt bereits branchenspezifische Software und vorgefertigte Excel-Listen, die bei der Erfassung und Berechnung der Treibhausgasmissionen die Besonderheiten von Krankenhäusern berücksichtigen (▶ Tab. 5.1). Deren Anwendung ist zu empfehlen, aber auch immer zu hinterfragen. Im Nachhaltigkeitsbericht selbst muss nicht die Kalkulation enthalten sein, sondern nur die Angabe der Gesamtwerte erfolgen.

**Tab. 5.1:** Treibhausgasmissionen – Beispiele in Krankenhäusern (in Anlehnung an Tabelle 1 – 2 des Handbuchs des KliMeG-Treibhausgasrechners – KliMeG 2023)

| Scope | Beispiele in Krankenhäusern |
|---|---|
| **Scope 1:** Direkte Treibhausgasemissionen | • Stationäre Verbrennungsanlagen: Verbrennung fossiler Brennstoffe in Heizung, BHKW etc.<br>• Mobile Verbrennungsanlagen: Verbrennung fossiler Brennstoffe im eigenen Fuhrpark (PKW, LKW, Helikopter)<br>• Klimaanlagen: Kältemittel-Leckagen<br>• Medizinische Gase: Narkosegase |
| **Scope 2:** Indirekte Treibhausgasemissionen | • Strom: Stromherstellung (extern)<br>• Wärme: Fernwärme (extern)<br>• Dampf: Dampf (extern) |

**Tab. 5.1:** Treibhausgasmissionen – Beispiele in Krankenhäusern (in Anlehnung an Tabelle 1 – 2 des Handbuchs des KliMeG-Treibhausgasrechners – KliMeG 2023) – Fortsetzung

| Scope | Beispiele in Krankenhäusern |
|---|---|
| **Scope 3:** Sonstige indirekte Treibhausgasemissionen nach den 15 Kategorien | • Kat. 1 Eingekaufte Güter und Dienstleistungen (vorgelagert): Medikamente, medizinische Verbrauchsmaterialien, Lebensmittel, Papier<br>• Kat. 2 Kapitalgüter (vorgelagert): Gebäudebau, Geräte<br>• Kat. 3 Energievorkette (vorgelagert): Emissionen durch Herstellung und Distribution der Energieträger (Brennstoffe und Energie aus Scopes 1 und 2)<br>• Kat. 4 Distribution (vorgelagert): Transport und Verteilung eingekaufter Produkte<br>• Kat. 5 Abfall (vorgelagert): Transport des Abfallaufkommens inkl. Abwässer<br>• Kat. 6 Dienstreisen (vorgelagert): Dienstreisen inkl. Übernachtungen<br>• Kat. 7 Arbeitspendelverkehr (vorgelagert): Mobilität der Beschäftigten zum Arbeitsplatz und zurück<br>• Kat. 8 Leasingprodukte (vorgelagert): Bereitstellung angemieteter oder geleaster Sachanlagen<br>• Kat. 9 Distribution (nachgelagert): Transport und Verteilung verkaufter Produkte<br>• Kat. 10 Verarbeitung verkaufter Güter (nachgelagert): Produktionsschritte<br>• Kat. 11 Nutzung verkaufter Güter (nachgelagert): Nutzungsphase<br>• Kat. 12 Entsorgung verkaufter Güter<br>• Kat. 13 Leasingprodukte (nachgelagert): Nutzung vermieteter oder verleaster Sachanlagen<br>• Kat. 14 Franchise (nachgelagert)<br>• Kat. 15 Investitionen (nachgelagert)<br>• Zusätzlich: Patientenmobilität |

5.2 Nachhaltigkeitsspezifische Kennzahlen (KPIs)

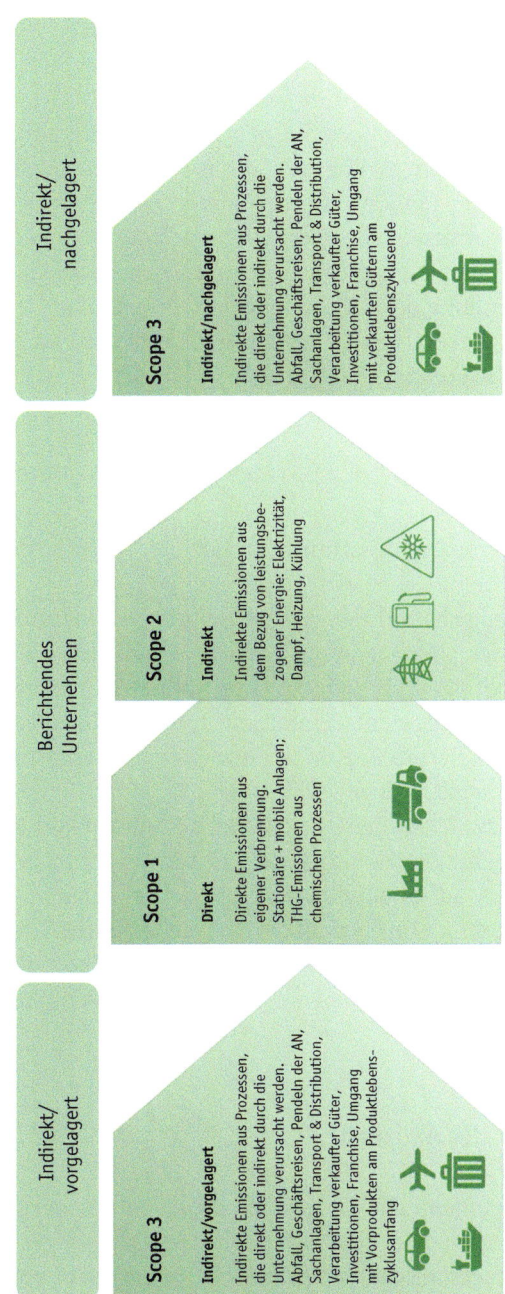

**Abb. 5.2:** Erfassung der Treibhausgasemissionen gemäß GHG-Protocol

## 5.3 Veröffentlichung im Lagebericht

Laut ESRS 1 – Allgemeine Informationen hat der Nachhaltigkeitsbericht Teil des Lageberichts zu sein (▶ Kap. 5.1). Er muss in einem eigenen Abschnitt platziert werden, um ihn klar von den anderen Teilen des Lageberichts abzugrenzen. Darin müssen alle wesentlichen Informationen zu nachhaltigkeitsbezogenen Auswirkungen, Risiken und Chancen sowie Ziele und Maßnahmen in Anwendung der ESRS offengelegt werden.

Die Gliederung des Nachhaltigkeitsberichts umfasst vier Abschnitte, deren Reihenfolge einzuhalten ist (ESRS 1.115):

1. Allgemeine Informationen
2. Umweltinformationen
3. Soziale Informationen
4. Informationen zur Organisationsführung

Die Gliederung innerhalb dieser vier Abschnitte wiederum liegt im Gestaltungsspielraum des Unternehmens bzw. Krankenhauses, denn der Umfang und die Komplexität der Berichtsinhalte können variieren. Zwischenüberschriften und eine allgemeine Einleitung mit Erläuterungen zu Strategien, Maßnahmen und Zielen zu Beginn der jeweiligen Abschnitte sind empfohlen, um die Übersichtlichkeit zu gewährleisten.

Querverweise zwischen den einzelnen Abschnitten können gemacht werden, um Wiederholungen zu vermeiden. Unter Beachtung von Hinweisen ist sogar der Verweis auf andere Berichte und Berichtsteile des Lageberichts zulässig (ESRS 1.52 f.). Um jedoch die gebotene Klarheit zu gewährleisten, müssen diese Abschnitte im Lagebericht dann mit »(konsolidierte) Nachhaltigkeitserklärung« überschrieben werden (Baumüller, Lopatta und Hrinkow 2023).

**Vergleichbarkeit der Angaben**

In ESRS 1 – Allgemeine Informationen ist ebenfalls vorgeschrieben, dass langfristig die Daten aus dem Nachhaltigkeitsbericht verglichen werden können sollen. Nachhaltigkeitsinformationen sind dann vergleichbar, wenn sie sowohl mit den Angaben aus den Vorjahren als auch mit denen anderer Unternehmen und Krankenhäuser verglichen werden können (ESRS 1.QC10). Deshalb sollten die Angaben periodenübergreifend auf einheitlichen Ansätzen und Methoden beruhen (ESRS 1.QC11). Dafür ist eine Konsistenz in der Datenerhebung wichtig. Wenn diese nicht eingehalten wird, dann muss vom Abschlussprüfer beurteilt werden, ob besondere Umstände dafür die Ursache sind.

**Formatierung**

Der Nachhaltigkeitsbericht ist Teil des Lageberichts und soll elektronisch übermittelt werden. Die elektronische Übermittlung soll es ermöglichen, die Nachhaltigkeitsdaten auf europäischer Ebene statistisch auszuwerten. Unternehmen können ihre eigene Nachhaltigkeitsdaten in Vergleich setzen. So dient die Nachhaltigkeitsberichterstattung als Mittel zum Wissensaustausch zwischen den Unternehmen und ermöglicht Unternehmen einen iterativen Entwicklungsprozess.

Der gesamte Lagebericht, einschließlich Nachhaltigkeitsbericht, muss im **European Single Electronic Format (ESEF)** veröffentlicht werden. Dieses europaweite Berichtsformat wurde erstmals im Jahr 2022 von Unternehmen angewendet und ist seit dem Jahr 2024 für die ersten Unternehmen verpflichtend. Dazu gehören auch Unternehmen, die bereits in die erste Welle der CSRD-Berichtspflicht fallen (Deutsches Rechnungslegung Standards Committee e.V. 2024).

ESEF gibt vor, dass die Bestandteile des Jahresfinanzberichts im XHTML-Format (Extensible Hypertext Markup Language) offengelegt werden müssen. XHTML ist eine webbasierte Programmiersprache, die html und xml kombiniert. Dabei dient xml der Darstellung hierarchisch strukturierter Daten in einer Textdatei. XHTML-Dokumente können einfach über Webbrowser dargestellt werden. Dies soll eine transparente Offenlegung gewährleisten.

iXBRL ist ein Buchhaltungsstandard für digitale Kennzeichnung (Tagging). Die **iXBRL-Taxonomie** gibt vor, welche Berichtsinhalte wie ausgezeichnet werden sollen. Die iXBRL-Auszeichnung betrifft sowohl Datenpunkte und Einzelbeschreibungen als auch im Sinne des Block-Taggings ganze Abschnitte des Nachhaltigkeitsberichts. Es ermöglicht die Maschinenlesbarkeit der Berichte. Dadurch werden Berichte einfach miteinander vergleichbar. Der Mehraufwand durch ESEF sollte von den Krankenhäusern im Prozess der Berichterstellung berücksichtigt werden.

5 Erstellung und Veröffentlichung des Nachhaltigkeitsberichts

**Prüfung des Berichts**

Analog zur Finanzberichterstattung gilt auch für die Nachhaltigkeitsberichterstattung eine externe Prüfpflicht. Der Gesetzgeber erkennt an, dass die Etablierung nachhaltiger Organisationsstrukturen ein iterativer Prozess ist und verlangt deswegen bis 2028 auch nur eine eingeschränkte Prüfung der Nachhaltigkeitsberichte. Bis zur Veröffentlichung der einheitlichen europaweiten Standards für die Prüfung und Bestätigung der Nachhaltigkeitsberichterstattung erfolgt die Prüfung der Inhalte materiell mit begrenzter Sicherheit. Das heißt, dass ausschließlich folgende Kriterien geprüft werden (Freiberg, Terko und Hirnkow 2023):

- Übereinstimmung der Nachhaltigkeitsberichterstattung mit den gesetzlichen Anforderungen
- Übereinstimmung der Nachhaltigkeitsberichterstattung mit den wesentlichen Standards der Berichterstattung
- Güte des Prozesses der Wesentlichkeitsanalyse
- Anwendung des ESEF
- Berichterstattung gem. EU-Taxonomie-Verordnung

> **Kernsatz 1**
> Die Angaben in der Berichterstattung müssen die qualitativen Eigenschaften Relevanz, wahrheitsgetreue Darstellung, Vergleichbarkeit, Überprüfbarkeit und Verständlichkeit von Nachhaltigkeitsinformationen umfassen.
>
> **Kernsatz 2**
> Für alle Krankenhäuser sind die allgemeinen Anforderungen aus ESRS 1 relevant und sie müssen alle die allgemeinen Angaben der ESRS 2 berichten. Die themenspezifischen ESRS müssen nur berücksichtigt werden, wenn sie für das Krankenhaus wesentlich sind.
>
> **Kernsatz 3**
> Die Prüfung der Berichterstattung mit begrenzter Sicherheit wird sich nach der Ausarbeitung einheitlicher Prüfstandards auf eine Prüfung mit hinreichender Sicherheit ausweiten.

## Quellen und weiterführende Links

Auer, C. (2023): Haufe ESRS-Kommentar. Kommentar zu den European Sustainability Reporting Standards. Haufe Verlag. HI15701854.

Baumüller, J., Lopatta, K., Hrinkow, M. (2023): Haufe ESRS-Kommentar. Kommentar zu den European Sustainability Reporting Standards. Haufe Verlag. HI15701748.

Baumüller, J., Lopatta, K., Müller, S., Needham, S. (2023): Haufe ESRS-Kommentar. Kommentar zu den European Sustainability Reporting Standards. Haufe Verlag. HI15701749.

DRSC (2021): Berichtspflichten über ökologisch nachhaltige Wirtschaftstätigkeiten der EU-Taxonomie-Verordnung. https://www.drsc.de/app/uploads/2021/07/210722_EU-TaxVO-oekologisch-nachhaltige-Wirtschaftstaetigkeiten-1.pdf (05.03.2024).

DRSC (2024): Elektronische Nachhaltigkeitsberichterstattung gem der CSRD. https://www.drsc.de/app/uploads/2024/02/240215_DRSC_Briefing_Paper_elektronische_NB.pdf (05.03.2024).

DRSC Briefing Paper (2022): Überblick zum finalen Trilog-Kompromiss vom 21. Juni 2022. www.drsc.de/app/uploads/2022/07/220704_DRSC_Briefing_Paper_CSRD_final-1.pdf (31.8.2023).

EU-Lex (2023): Delegierte Verordnung (EU) 2023/2772 der Kommission vom 31. Juli 2023 zur Ergänzung der Richtlinie 2013/34/EU des Europäischen Parlaments und des Rates durch Standards für die Nachhaltigkeitsberichterstattung. https://eur-lex.europa.eu/legal-content/DE/TXT/?uri=OJ%3AL_202302772#d1e168-1-1 (15.01.2024).

European Commission: EU taxonomy for sustainable activities. https://finance.ec.europa.eu/sustainable-finance/tools-and-standards/eu-taxonomy-sustainable-activities_en?prefLang=de (15.09.2023).

Freiberg, J., Lanfermann, G. (2023): Haufe ESRS-Kommentar. Kommentar zu den European Sustainability Reporting Standards. Haufe Verlag.

Freiberg, J., Terko, S., Hirnkow, M. (2023): Haufe ESRS-Kommentar. Kommentar zu den European Sustainability Reporting Standards. Haufe Verlag. HI15702265.

Green House Gas Protocol: Corporate Standard. https://ghgprotocol.org/corporate-standard (06.12.2023).

KliMeG (2023): Die Treibhausgasbilanz für Krankenhäuser berechnen. https://klimeg.de/rechner-co2-bilanzierung/ (06.12.2023).

Lanfermann, G. (2023): Haufe ESRS-Kommentar. Kommentar zu den European Sustainability Reporting Standards. Haufe Verlag. HI15701746.

# Ausblick: Mit Herausforderungen umgehen und Chancen nutzen

Die rasante technologische Entwicklung durch Künstliche Intelligenz (KI), der demografische Wandel, Pandemien, der Klimawandel und damit einhergehende Naturkatastrophen geben nur einen Hinweis auf die vielseitigen und zahlreichen kommenden Veränderungen. Sie werden auch unsere Gesundheit und unsere Gesundheitssysteme beeinflussen. Wir erkennen, dass es verlässliche und belastbare Strukturen und Weiterentwicklung braucht. Die gemeinsame Entwicklung von Lösungen und die Gestaltung von Strukturveränderungen sind auch im Krankenhaussektor relevante Ansatzpunkte, um unsere Gesundheitsversorgung zu sichern. Krankenhäuser sind nicht nur strukturrelevant, sie können auch einen entscheidenden Beitrag zur gesamtgesellschaftlichen nachhaltigen Entwicklung leisten. Der Nachhaltigkeitsbericht kann helfen, Transparenz bezüglich der Auswirkungen, Chancen und Risiken des Handelns und der komplexen Veränderungen zu schaffen, die sowohl für die Krankenhäuser selbst als auch für deren Stakeholder relevant sind.

Die in der CSRD definierte Pflicht zur Nachhaltigkeitsberichterstattung erfordert eine Einarbeitung in die Nachhaltigkeitsthemen auf unternehmerischer Ebene. Sie ermöglicht Erkenntnisse über die Auswirkungen der unternehmerischen Tätigkeiten auf die Umgebung und eine erweiterte Risikobetrachtung. Die aktuelle gesetzliche Lage ist danach ausgerichtet, dass Unternehmen Transparenz nach innen und außen schaffen, sodass die Stakeholder, von Finanzberatern über Pflegepersonal, von Patienten bis hin zu Lieferanten, Informationen bekommen, die zunehmend relevanter für ihre Entscheidungen werden. Entscheidungen im »Alleingang« passen nicht in unsere Zeit, Stakeholder müssen einbezogen werden.

Es ist absehbar, dass neue Berichtspflichten hinzukommen, wie beispielsweise das europäische Lieferkettengesetz (CSDDD) und Bestimmungen zur Biodiversität. Diese werden auch zu Teilen in den ESRS aufgenommen, wie dies für das deutsche Lieferkettensorgfaltspflichtengesetz schon diskutiert wird. Es zeigt sich, dass der Nachhaltigkeitsbericht nach CSRD immer zentraler für das erweiterte Unternehmensmanagement, die strategische Ausrichtung und die Definition von Gesamtzielen wird. Krankenhäuser sollten dies nicht verpassen und die Konsequenzen nicht unterschätzen.

## Dialog und Zusammenarbeit

Die Sensibilisierung für die gegenseitigen Abhängigkeiten erlaubt es, ein erweitertes Verständnis für die Gesamtsituation der Krankenhäuser zu etablieren. Der Stakeholderdialog ist essenziell für die Konkretisierung und Umsetzung von Nachhaltigkeitszielen und -maßnahmen. Er ermöglicht, Risiken besser und schneller zu erkennen, damit angemessen reagiert werden kann. In Zeiten multipler Krisen bekommt dies mehr und mehr Relevanz.

Der Stakeholderdialog soll nicht nur Informationsgewinn bringen, sondern auch aktiv genutzt werden, um Herausforderungen im Kontext der nachhaltigen Entwicklung gemeinsam und interdisziplinär anzugehen. Nur so können effizient Lösungswege entwickelt werden. Dafür gibt es bereits zahlreiche Beispiele im Gesundheitssektor, die im Rahmen von Initiativen und Arbeitskreisen entstanden sind. Der KliMeG-Treibhausgasrechner, ZUKE, Green Hospitals etc. sind vielen bereits bekannt.

## Finanzierung der nachhaltigen Entwicklung

Wenn man mit Blick auf die deutschen Nachhaltigkeitsziele branchenübergreifend und gesamtgesellschaftlich eine Zielerreichung sicherstellen möchte, dann bedarf es insbesondere im Krankenhausbereich einer finanziellen Unterstützung zur Bewältigung des Transformationsprozesses. Aktuell gibt es keine Förderung oder Vergütung im Modell der Krankenhausfinanzierung für die Aspekte von Nachhaltigkeit. Die Krankenhäuser stehen bereits heute stark unter Druck, um generell Investitionsmittel für dringliche Maßnahmen aufzubringen. Der Druck erhöht sich durch zusätzliche Aufgaben wie der Umsetzung von Transformationsprozessen. Mit dem Krankenhauszukunftsgesetz gelang es, im Bereich der Digitalisierung einen Finanzierungsfond im Wert von 4,3 Mrd. EUR aufzulegen, der die Krankenhäuser bei der Umsetzung von Digitalisierungsprojekten unterstützt. Über die Form und die Höhe eines »Nachhaltigkeitszuschlags« braucht es einen politischen Diskurs.

Nachhaltigkeitsinformationen, -ziele und -maßnahmen sollten im Rahmen der Krankenhausplanung und der Aufstellung von bedarfsgerechten Krankenhausstrukturen in den Planungsgremien der Bundesländer, in denen die Partner der Selbstverwaltung ihrer Aufgabe und Verantwortung der Sicherstellung von medizinischer Versorgung nachkommen, berücksichtigt werden.

Ausblick: Mit Herausforderungen umgehen und Chancen nutzen

Mit dem sogenannten Feststellungsbescheid, mit dem den Krankenhäusern über die Planungsbehörde des jeweiligen Bundeslandes ein Versorgungsauftrag übertragen wird, ist der Zugang zur Finanzierung der erbrachten Leistungen und der pflegerischen, therapeutischen und ärztlichen Personalkosten durch die gesetzlichen Krankenversicherungen sowie ein Anspruch auf Einzel- oder Pauschalfördermittel, die in der Verantwortung der Bundesländer vergeben werden, verknüpft. Diese Besonderheit des Sektors baucht mehr Beachtung bei der Planung einer gezielten und zukunftsfähigen Finanzierung von Maßnahmen, die die nachhaltige Entwicklung aller Krankenhäuser fördern.

Im Besonderen sei hier auch die Bedeutung der Nachhaltigkeitsinformationen im Kontext der Kreditvergabe genannt. Finanzinstitutionen sind gefordert, ihre Kreditvergabe an die Bewertung von Nachhaltigkeitsaspekten zu binden. Die Veröffentlichung der Vorschrift »Basel III: Ein globaler Regulierungsrahmen für widerstandsfähigere Banken und Bankensysteme« des Baseler Ausschusses für Bankenaufsicht besagt, dass Kreditinstitute für Unternehmenskredite zukünftig mehr und qualitativ besseres Eigenkapital zur Absicherung eines Kreditausfalls zurücklegen sollen. Die Konsequenz daraus lautet, dass ohne Nachhaltigkeitsinformationen Kredite teurer oder für manche Krankenhäuser nicht zugänglich sind. Es besteht also auch ein hohes Interesse der Finanzinstitutionen an den Nachhaltigkeitsberichten und andersherum sind Krankenhäuser gegebenenfalls von einer günstigen Finanzierung für die nachhaltige Transformation abhängig.

## Nachhaltigkeitsdaten sind richtungsweisend

Der Grundsatz der Vergleichbarkeit in der CSRD/ESRS auf Basis konsistenter Daten ermöglicht es, krankenhausübergreifende Datenbanken anzulegen, bei denen die Datenhoheit bei den Krankenhäusern bleibt. Das kann für ein Benchmarking genutzt werden, um politische Dialoge und eine strategische Optimierung sowie den Ausbau der Branchenspezifik auf Basis fundierter Informationen anzuregen. So kann sichergestellt werden, dass Erfahrungen bei der Berichterstellung und Umsetzung der Nachhaltigkeit geteilt werden, sodass daraus gelernt und diese weiterentwickelt werden können. Diese Effekte konnten bei der freiwilligen Berichterstattung nach GRI erprobt werden und motivieren auch die Umsetzung der CSRD/ESRS.

Auch im Krankenhaussektor können nur auf der Grundlage von Fakten und Daten politische Dialoge geführt werden. Dafür braucht es die Transparenz über den Istzustand und die Bemühungen der Krankenhäuser zur Umsetzung der nachhaltigen Entwicklung hinsichtlich der ESG-Kriterien. Um einen Gesamtüberblick zu den Chancen und Risiken, aber auch zu den Auswirkungen der Krankenhäuser zu bekommen, müssen Daten in anonymisierter und pseudonymisierter Form aus den Nachhaltigkeitsberichten verarbeitet werden. Erst eine Aufbereitung dieser Informationen in intelligente Datenbanksysteme kann eine solide und valide Grundlage für (Richtungs-)Entscheidungen auf politischer Ebene schaffen, die die Krankenhäuser genau dort unterstützt und fördert, wo es nötig ist.

Denn es braucht politische Dialoge und ein gemeinsames Verständnis für die Belange der Krankenhäuser, damit die Krankenhäuser ihre strategischen Ziele im Bereich der Nachhaltigkeitsthemen umsetzen können. Denn erst, wenn die Strukturen und Rahmenbedingungen stimmen, können Krankenhäuser die nötigen Anpassungen effizient vornehmen und auf Risiken und Chancen rechtzeitig und angemessen reagieren. Die politischen Entscheidungsträger haben Krankenhäuser zuletzt immer als Ort von Innovation und medizinisch-technischem Fortschritt verstanden; daran muss angeknüpft werden.

Unsere durch Digitalisierung vernetzte Welt verlangt neue Arbeits- und Organisationsmethoden – auch im Krankenhaus. Nachhaltigkeit bietet diese. Der Nachhaltigkeitsbericht ist der Ausgangspunkt für eine nachhaltige Entwicklung und eine nötige Transformation im Krankenhaus. Das erforderliche Nachhaltigkeitsmanagement umfasst in der Umsetzung Agilität, Interdisziplinarität, Wissensaustausch und Transparenz sowie eine klare Zieldefinition. Gerade aufgrund der vielen Hürden und Herausforderungen braucht es im Krankenhaus ein Nachhaltigkeitsmanagement, das auf allen Ebenen angelegt ist. Nachhaltige Strukturen zu etablieren bedeutet, den Sprung in die neue Zeit zu wagen. Wer zuerst springt, macht anderen den Sprung leichter. Wer danach springt, macht den schon Gesprungenen den Aufprall weicher. Springen wir gemeinsam!

# Begriffe der Nachhaltigkeit

**Agenda 21**
Die Agenda 21, 1992 bei der UN-Konferenz für Umwelt und Entwicklung in Rio de Janeiro verabschiedet, ist Aktionsprogramm mit konkreten Handlungsempfehlungen in entwicklungs- und umweltpolitischen Themen unter dem Leitziel der Nachhaltigkeit. Sie fordert Partnerschaften zwischen den Industriestaaten und den armen Ländern unter anderem zur Armutsbekämpfung, nachhaltigen Bewirtschaftung der natürlichen Ressourcen Wasser, Boden, Wald und der Reduzierung des Treibhauseffekts. Auch regierungsunabhängige Organisationen und Einrichtungen sollen sich an politischen Entscheidungen beteiligen.
▶ Kap. 1.1

**Agilität**
Agilität steht für die Wendigkeit von Organisationen. Dabei geht es darum, flexibel, resilient und proaktiv auf unvorhergesehene Ereignisse und Herausforderungen zu reagieren.
▶ Kap. 2.1

**Ambidextrie**
Ambidextrie beschreibt die Kunst, beide Hände im gleichen Ausmaß zu benutzen. In Bezug auf Digitalisierung und Nachhaltigkeit kann der Begriff zur Beschreibung der gleichzeitigen Umsetzung verwendet werden, um eine langfristig erfolgreiche Transformation zu erreichen.
▶ Kap. 2

**Bundesamt für Wirtschaft und Ausfuhrkontrolle (BAFA)**
Das BAFA veröffentlicht den Fragenkatalog zur Berichterstattung für das Lieferkettensorgfaltspflichtengesetz (LkSG) für Unternehmen, die ab dem 01.01.2023 unter die Berichtspflicht fallen.
▶ Kap. 3.2

**Best-Practice-Beispiele**
Der angloamerikanische Begriff »Best-Practice« steht für bewährte und vorbildliche Praktiken meist in Unternehmen. Er wird heute auch allgemeiner für die Erfolgsmethode bzw. bestmögliche Methode verwendet, etwa in politi-

schen Zusammenhängen.
▶ Kap. 3.1

**Biodiversität**
Unter dem Begriff Biodiversität werden alle Lebensformen, die unseren Planeten bevölkern (Tiere, Pflanzen, Pilze und Bakterien), verstanden sowie die unterschiedlichsten Lebensräume, in denen sie leben. Dazu gehören auch die genetische Vielfalt innerhalb der Arten, die Unterarten, Sorten und Rassen. Eine sich verringernde Biodiversität, Luftverschmutzung, Wasserverschmutzung und -knappheit sowie Bodenverschmutzung und Abholzung stellen negative Umweltgegebenheiten dar und werden als Umweltrisiken bezeichnet. In Abgrenzung dazu werden Klimarisiken als negativer Einfluss definiert, dem Finanzmarktakteure und deren Geschäftsmodelle in der Folge der transitorischen und physischen Risiken ausgesetzt sind.
▶ Kap. 1.1

**Bottom-up-Politik**
Der Bottom-up-Ansatz steht dem Top-down-Ansatz gegenüber: Diese Prozesse wirken »von unten nach oben«.
▶ Kap. 1.1

**Brundtlandbericht**
Im Jahr 1987 hat die Brundtland-Kommission unter der Leitung der ehemaligen norwegischen Ministerpräsidentin Gro Harlem Brundtland einen einflussreichen Bericht veröffentlicht. Mit dem Titel »Our Common Future« (Unsere gemeinsame Zukunft) prägte dieser das Konzept »der nachhaltigen Entwicklung«. Dieser Begriff hat seitdem weltweit an Bedeutung gewonnen und ist zum Synonym für eine zukunftsfähige und verantwortungsbewusste Entwicklung geworden. Dank der Gründlichkeit und Überzeugungskraft der Brundtland-Kommission ist der Bericht bis heute ein Standardwerk und ein wichtiger Wegweiser für politische Entscheidungsträger und Wissenschaftler im Bereich Umwelt- und Nachhaltigkeitspolitik.
▶ Kap. 1.1

**CapEx**
CapEx gibt den Anteil der nachhaltigen Investitionsausgaben an den Gesamtinvestitionsausgaben an. Ökologisch nachhaltige Investitionsausgaben beziehen sich auf finanzielle Aufwendungen, die im Zusammenhang mit wirtschaftlichen Aktivitäten stehen, die im Einklang mit der Taxonomie sind und diese unterstützen. Dabei können diese Ausgaben sowohl für eigene als

auch für erworbene Vermögenswerte anfallen. Es ist wichtig zu betonen, dass CapEx in vollem Einklang mit den Anforderungen der Taxonomie getätigt werden müssen, um eine erfolgreiche Anrechnung zu gewährleisten.
▶ Kap. 3.2, ▶ Kap. 5

**Club of Rome**
Der Club of Rome setzt sich für die interdisziplinäre Entwicklung nachhaltiger Lösungskonzepte ein. Der Club ist unter anderem für seinen 1972 erschienenen Bericht »Grenzen des Wachstums« bekannt. In einer begrenzten Welt sei kein unbegrenztes Wachstum möglich, ist die These des Berichts.
▶ Kap. 1.1

**Comply or Explain**
Unternehmen müssen sich an die gesetzlichen Vorgaben oder Empfehlungen halten, oder begründen, warum sie dies nicht können. Es gibt drei mögliche Gründe für eine Nicht-Einhaltung: Erstens kann dies aufgrund der unternehmerischen Spezifikation sein, die eine sinnvolle Befolgung der Empfehlung verhindert. Zweitens kann die Empfehlung von der Wissenschaft als kritisch und möglicherweise unternehmensschädlich bewertet worden sein. Drittens sind verschiedene Szenarien denkbar, bei denen das Unternehmen aufgrund von rechtlicher oder auslegungstechnischer Unklarheit von der Empfehlung abgewichen ist, obwohl dies nicht notwendig war und das Unternehmen Best Practices gefolgt ist.
▶ Kap. 3.2

**Corporate Sustainability Due Diligence Directive (CSDDD)**
Die Europäische Lieferkettenrichtlinie ist die EU-Richtlinie zu den Sorgfaltspflichten von Unternehmen bzgl. ihrer Lieferanten bzw. ihrer Lieferkette im Kontext Nachhaltigkeit.
▶ Kap. 3.2

**Corporate Sustainability Reporting Directive (CSRD)**
Die CSRD ist die Weiterentwicklung der Non-Financial Reporting Directive (NFRD) und verpflichtet einen Großteil der Unternehmen dazu, neben einer finanziellen Berichterstattung eine nichtfinanzielle Berichterstattung zu Nachhaltigkeitsthemen durchzuführen. Teil der CSRD sind einheitliche EU-Standards für Nachhaltigkeitsinformationen, die sogenannten European Sustainability Reporting Standards (ESRS).
▶ Kap. 1.3, ▶ Kap. 3.2

## CSR-Richtlinie-Umsetzungsgesetz (CSR-RUG)
Das CSR-Richtlinie-Umsetzungsgesetz ist die deutsche Umsetzung der Non-Financial Reporting Directive, dem Vorläufer der CSRD.
▶ Kap. 3.2

## Deutscher Nachhaltigkeitskodex (DNK)
Der DNK bietet einen Einstieg in die Nachhaltigkeitsberichterstattung. Er hilft bei der praktischen Umsetzung der CSR-Berichtspflicht sowie dem Nationalen Aktionsplan Wirtschaft und Menschenrechte und bietet die Option, im Sinne der EU-Taxonomie zu berichten. Das Büro Deutscher Nachhaltigkeitskodex prüft die DNK-Erklärungen auf formale Vollständigkeit und bietet Anwender Feedback.
▶ Kap. 3.1

## Do No Significant Harm (DNSH-Kriterien)
Die DNSH-Kriterien definieren eine Wirtschaftstätigkeit als ökologisch nachhaltig, wenn sie wesentlich zur Verwirklichung eines oder mehrerer der Umweltziele beiträgt und zu keiner erheblichen Beeinträchtigung der anderen Umweltziele führt.
▶ Kap. 3.2

## Doppelte Wesentlichkeit
Doppelte Wesentlichkeit bedeutet, dass Unternehmen Nachhaltigkeitsaspekte aus zwei Perspektiven betrachten. Dabei beschreibt erstere die Inside-out-Perspektive, wie sich die Unternehmenstätigkeiten auf verschiedene Nachhaltigkeitsthemen auswirken. Die Outside-in-Perspektive hingegen beschreibt, welchen Einfluss die Nachhaltigkeitsthemen auf die Unternehmenstätigkeit selbst haben. Da es sich um internationale Gesetzgebung handelt, waren erste Fassungen auf Englisch. Wesentlichkeit heißt im Englischen Materiality. Das Wort wurde zu Beginn oft fälschlicherweise mit Materialität bzw. wesentlich mit materiell übersetzt.
▶ Kap. 4.

## Enquête-Kommission des deutschen Bundestags zum Schutz des Menschen und der Umwelt
Die Enquête-Kommission des deutschen Bundestags zum Schutz des Menschen und der Umwelt veröffentlichte 1998 den Bericht »Ziele und Rahmenbedingungen einer nachhaltig zukunftsverträglichen Entwicklung« (Dt. Bundestag). Darin wird die Gleichgewichtung der ökologischen, sozialen und ökonomischen Ziele formuliert und wirtschaftliche Stabilität, Zukunftsfähig-

keit sowie Umweltgerechtigkeit mit Nachhaltigkeit in Verbindung gebracht.
▶ Kap. 1.1

**ESG**
Die Abkürzung steht für E wie Environmental, S wie Social und G wie Governance (Umwelt, Soziales, Unternehmensführung) und beschreibt ein Rahmenwerk, das in die Strategie eines Unternehmens oder einer Organisation eingebettet wird, um die nachhaltigen Bedürfnisse und Werte aller Stakeholder zu berücksichtigen. ESG gibt eine Orientierung zur Analyse und Thematisierung von ökologischen und sozialen Auswirkungen sowie der Auswirkungen der Unternehmensführung.
▶ Kap. 1.1

**European Sustainability Reporting Standards (ESRS)**
Die ESRS regeln die konkrete Ausgestaltung der Anforderungen an die Nachhaltigkeitsberichterstattung innerhalb der EU. Nach der verabschiedeten CSRD soll künftig in dezidierten Standards Nachhaltigkeitsberichterstattung erfolgen. Es ist vorgesehen, dass die EU-Kommission delegierte Rechtsakte auf Grundlage fachlicher Beratung durch die European Financial Reporting Advisory Group (EFRAG) erlässt. Dabei sind drei verschiedene Arten von Standards der Nachhaltigkeitsberichterstattung zu unterscheiden: allgemeine Standards, themenspezifische Standards und branchenspezifische Standards.
▶ Kap. 3.2

**European Financial Reporting Advisory Group (EFRAG)**
Die 2001 gegründete EFRAG ist ein Verein, der die Europäische Kommission (EU-Kommission) bei dem Prozess der Übernahme der International Financial Reporting Standards (IFRS) in europäisches Recht unterstützt. Die EFRAG veröffentlicht die Berichtsstandards zur CSRD und gibt einen Leitfaden zur Anwendung heraus.
▶ Kap. 3.2

**European Green Deal**
Der European Green Deal wurde 2019 verabschiedet und dient in der Europäischen Union als Programm zur Umsetzung der Agenda 2030 und der SDGs. Der Green Deal beinhaltet die Zielsetzung, die EU als internationalen Vorreiter bis zum Jahr 2050 klimaneutral zu machen.
▶ Kap. 3.2

## EU-Taxonomie-Verordnung
Die EU-Taxonomie legt fest, welche Wirtschaftstätigkeiten als ökologisch nachhaltig gelten.
▶ Kap. 3.2

## Finanzielle Wesentlichkeit
Die finanziellen Chancen und Risiken für Unternehmen werden auf Basis der Doppelten Wesentlichkeit bei der Wesentlichkeitsanalyse betrachtet und dienen als Grundlage für die Bewertung von Nachhaltigkeitsaspekten.
▶ Kap. 4.1

## Global Reporting Initiative (GRI)
Die Standards der GRI sind freiwillige Richtlinien und Grundsätze, die Organisationen dabei helfen, ihre Nachhaltigkeitsleistung zu messen und darüber Bericht zu erstatten. Sie dienten den ESRS als Vorlage.
▶ Kap. 3.1

## Green-House-Gas-Protocol (GHG)
Die Ermittlung der Emissionen von Treibhausgasen (THG; Englisch GHG: green house gas) ist ein wesentlicher Aspekt bei der Beurteilung der klimabedingten Risiken. Die Emissionsermittlungen nach GHG sind wesentlich, um darzulegen, wie Banken direkt oder indirekt Einfluss auf das Klima nehmen. Banken müssen daher Prozesse und Verfahren etablieren, um die Scope-1-, Scope-2- und Scope-3-Emissionen bestimmen zu können.
▶ Kap. 5

## Greenwashing
Der Begriff steht für irreführende oder unbelegbare Kommunikation von »grünen« oder »nachhaltigen« Unternehmensaktivitäten, die einer Steigerung der positiven Außenwirkung des Unternehmens dienen, wobei hinter diesen Bekundungen kaum tatsächliche und messbare Maßnahmen stehen. Kritisch zu betrachten ist das Verhältnis, wenn ein Unternehmen oder eine Organisation mehr Zeit und Geld dafür aufwendet, sich als scheinbar »umweltfreundlich« zu vermarkten, als für die Minimierung ihrer Umweltauswirkungen.
▶ Kap. 3.2

## International Financial Reporting Standards (IFRS)
Die International Financial Reporting Standards umfassen internationale Rechnungslegungsvorschriften für Unternehmen, die vom International Ac-

counting Standards Board (IASB) publiziert werden. Mit dem IFRS sollen Abschlüsse international vergleichbar werden.
▶ Kap. 3.1

### Interdisziplinarität
Interdisziplinarität bezeichnet die gemeinsame Nutzung und Weiterentwicklung von Denkweisen und Methoden verschiedener wissenschaftlicher Fachrichtungen.
▶ Kap. 2.1

### Inside-out-Perspektive
Im Rahmen der Doppelten Wesentlichkeit der CSRD/ESRS bedeutet die Inside-out-Perspektive, dass Unternehmen die Auswirkungen ihrer Aktivitäten auf ihre Umwelt berücksichtigen müssen.
▶ Kap. 4.1

### Interessenträger
Interessenträger werden auch synonym für Stakeholder verwendet und sind laut ESRS in einer weit gefassten Definition zu verstehen als »Personen oder Gruppen, die das Unternehmen beeinflussen oder von ihm beeinflusst werden können.« Im Sinne der Doppelten Wesentlichkeit wird von einer zweiseitigen Beziehung ausgegangen. Dabei geht die Bedeutung der Interessengruppen über die ökonomische hinaus und umfasst all diejenigen, die ein legitimes Interesse an den Handlungen des Unternehmens haben. Dabei wird hauptsächlich zwischen drei Kategorien unterschieden: betroffene Interessenträger, Nutzer von Nachhaltigkeitserklärungen und stille Interessenträger. Die Einbindung der Interessenträger kann direkt oder über Vertreter und Repräsentanten erfolgen.
▶ Kap. 4

### ISO 26000
Die ISO 26000 ist ein freiwilliger Leitfaden für gesellschaftlich verantwortliches Handeln von Unternehmen. Der Leitfaden wurde im November 2010 veröffentlicht.
▶ Kap. 3.1

### International Sustainability Standard Board (ISSB)
Der ISSB wurde durch die IFRS-Stiftung gegründet und hat die Aufgabe, einheitliche globale Standards im Bereich der Nachhaltigkeitsberichterstattung

zu schaffen.
▶ Kap. 3.1

**Lieferkettensorgfaltspflichtengesetz (LkSG)**
Das Lieferkettensorgfaltspflichtengesetz regelt in Deutschland die unternehmerische Verantwortung für die Einhaltung von Menschenrechten in den Lieferketten.
▶ Kap. 1.3, ▶ Kap. 3.2, ▶ Kap. 5

**iXBRL-Taxonomie**
Die eXtensible Business Reporting Language (XBRL) ist eine technische Opensource-Spezifikation für Finanzdaten. XBRL wird weltweit als Standard für die Abbildung von Meldeanforderungen und die digitale Berichterstattung verwendet.
▶ Kap. 5.3

**NACE-Code**
Die statistische Systematik der Wirtschaftszweige in der Europäischen Gemeinschaft wird als NACE (NACE ist das Akronym aus »Nomenclature statistique des activités économiques dans la Communauté européenne«) bezeichnet und stellt ein System zur Klassifizierung von Wirtschaftszweigen dar. Basis ist der ISIC der Vereinten Nationen. Auf der Seite des Bundeszentralamts für Steuern (BZSt) ist der NACE-Code für Unternehmungen und Organisationen abrufbar.
▶ Kap. 3.2

**Nachhaltige Unternehmensführung**
Siehe Nachhaltigkeitsmanagement
▶ Kap 1.2

**Nachhaltigkeit**
Nach dem Brundtland-Bericht ist eine Entwicklung nachhaltig, »die den Bedürfnissen der heutigen Generation entspricht, ohne die Möglichkeiten künftiger Generationen zu gefährden, ihre eigenen Bedürfnisse zu befriedigen und ihren Lebensstil zu wählen« (Lexikon der Nachhaltigkeit nach dem Brundtland-Bericht).
▶ Kap. 1.1

**Nachhaltigkeitsbericht**
Der Nachhaltigkeitsbericht umfasst alle Publikationen, mittels derer Unter-

nehmen über ihre ökonomischen, ökologischen und sozialen Leistungen und Auswirkungen berichten.
▶ Kap. 5

**Nachhaltigkeitsrisiken**
Die Finanzdienstleistungsaufsicht (BaFin) hat in Deutschland erstmals im Dezember 2019 ein Merkblatt zum Umgang mit Nachhaltigkeitsrisiken herausgebracht, das sich sektorübergreifend an Banken, Versicherungen, Kapitalanlagegesellschaft und Finanzdienstleistungsinstitute richtet. Damit soll diesen ein unverbindlicher Leitfaden zum Umgang mit klimabedingten und anderen ESG-Risiken zur Verfügung gestellt werden. Dieser orientiert sich an den für die einzelnen Sektoren formulierten Mindestanforderungen an das Risikomanagement beziehungsweise an die Geschäftsorganisation für Banken und Wertpapierfirmen (MaRisk). Nachhaltigkeitsrisiken sind in der Geschäftsorganisation, in Prozessen und Verfahrensanweisungen, sowie in den Support-Funktionen zu integrieren. Zudem sind diese Risiken in einem systematischen Risikomanagement adäquat zu identifizieren, zu steuern, zu überwachen und zu berichten. Berücksichtigung finden diese Nachhaltigkeitsrisiken auch in den Auslagerungsrichtlinien; dabei ist bei den einzelnen Auslagerungen jeweils zu prüfen, ob einzelne Auslagerungen Nachhaltigkeitsrisiken ausgesetzt sind. Zudem ist eine gruppenweite konsistente Umsetzung einer Geschäfts- und Risikostrategie in den Organisationsrichtlinien zu verankern.
▶ Kap. 4.3

**Nachhaltigkeitszertifikat/Nachhaltigkeitssiegel**
Nachhaltigkeitszertifikate oder Nachhaltigkeitssiegel sind eine Auszeichnung, mit der Unternehmen vorweisen können, dass sie in einem bestimmten Bereich nachhaltig handeln.
▶ Kap. 3

**Nachhaltigkeitsmanagement**
Nachhaltigkeitsmanagement beschreibt die Etablierung sozialer, ökologischer und ökonomischer Aspekte in der Organisationsleitung. Die Orientierung an nachhaltiger Entwicklung und eine Corporate Social Responsibility werden zu strategisch bedeutsamen Aufgaben heutiger Unternehmensführung.
▶ Kap. 4.3

**Nationaler Aktionsplan (NAP)**
Im NAP verankert die Bundesregierung Deutschland erstmals die Verant-

wortung von deutschen Unternehmen für die Achtung der Menschenrechte innerhalb der Lieferkette. Er dient der Umsetzung der UN-Leitprinzipien für Wirtschaft und Menschenrechte.
▶ Kap. 3.1

**NFRD-Leitsätze**
Die NFRD-Leitsätze erklären mit Verweis auf die UN-Leitprinzipien für Wirtschaft und Menschenrechte, die OECD-Leitsätze für multinationale Unternehmen und die ISO-Normen, wie und worüber Unternehmen im Rahmen der NFRD berichten sollen.
▶ Kap. 3.2

**Non-Financial Reporting Directive (NFRD)**
Die Non-Financial Reporting Directive (NFRD) definiert die Nachhaltigkeitsberichterstattung von Unternehmen in der EU. Sie ist Vorläufer der CSRD.
▶ Kap. 3.2

**Organisation für wirtschaftliche Zusammenarbeit und Entwicklung (OECD)**
Die OECD ist eine internationale Organisation mit 38 Mitgliedstaaten, die sich der Demokratie und Marktwirtschaft verpflichtet fühlen. Die meisten Mitglieder gehören zu den Ländern mit hohem Pro-Kopf-Einkommen und gelten als entwickelte Länder.
▶ Kap. 3.1

**OECD-Leitsätze**
Die OECD-Leitsätze sind Empfehlungen der OECD-Mitgliedsstaaten an multinationale Unternehmen. Sie enthalten Verhaltensgrundsätze in den Bereichen Menschenrechte, Soziales, Umwelt, Korruptionsbekämpfung, Steuern, Verbraucherinteressen, Berichterstattung, Forschung und Wettbewerb. Sie sind rechtlich nicht verbindlich, aber bei mutmaßlichen Verstößen gegen die Leitsätze kann Beschwerde bei den internationalen Kontaktstellen eingereicht werden.
▶ Kap. 3.1

**Offenlegungsverordnung**
Die Offenlegungsverordnung ist durch die im März 2021 in Kraft getretene SFDR (Sustainable Finance Disclosure Regulation) als Teil des EU-Aktionsplans für ein nachhaltiges Finanzwesen eingeführt worden. Mit der SFDR werden an Finanzmarktakteure erhöhte Transparenzanforderungen für nachhaltige Fi-

nanzprodukte gestellt und verstärkte Sorgfaltspflichten eingeführt.
▶ Kap. 3.1

**Outside-in-Perspektive**
Im Sinne der Doppelten Wesentlichkeit nach CSRD/ESRS ist es eine Perspektive zur Beantwortung der Fragestellung im Rahmen der Wesentlichkeitsanalyse: Welche finanziellen Chancen und Risiken bestehen für das Unternehmen?
▶ Kap. 4.1

**Ökologische Nachhaltigkeit**
Ökologische Nachhaltigkeit bezieht sich auf das Überleben und den Gesundheitszustand von Ökosystemen. Eine Vernachlässigung der ökologischen Nachhaltigkeit führt dazu, dass bestimmte Ressourcen unwiderruflich zerstört oder unbrauchbar gemacht werden, was die menschliche Existenz auf unserem Planeten gefährden könnte. Sie existiert im Drei-Säulen-Modell neben der ökonomischen und sozialen Ebene.
▶ Kap. 1.1

**OpEx**
OpEx gibt den Anteil der ökologisch nachhaltigen Betriebsausgaben an den gesamten Betriebsausgaben an. Er ist in der EU-Taxonomie definiert.
▶ Kap. 3.2, ▶ Kap. 5

**Plan-Do-Check-Act-Zyklus (PDCA-Zyklus)**
Der PDCA-Zyklus hat seinen Namen von den Anfangsbuchstaben seiner Phasen: Plan, Do, Check, Act. Er ist ein Modell zur Optimierung des Qualitätsmanagements in Unternehmen und beschreibt einen kontinuierlichen Verbesserungsprozess.
▶ Kap. 2.1

**Resilienz**
Resilienz ist eine Form von Anpassungsfähigkeit und Krisenfestigkeit. Ein resilientes Unternehmen reagiert auf Probleme und Veränderungen der Umweltbedingungen mit Anpassung des eigenen Verhaltens.
▶ Kap 2.1

**Rat für nachhaltige Entwicklung (RNE)**
Der unabhängige RNE berät die Bundesregierung zur Nachhaltigkeitspolitik. Er wird seit 2001 alle drei Jahre von der Bundesregierung berufen. Ihm ge-

hören 15 Personen des öffentlichen Lebens aus der Zivilgesellschaft, der Wirtschaft, der Wissenschaft und der Politik an. Die Ratsmitglieder wählen den Vorsitz aus ihrer Mitte.
▶ Kap. 3.1

**Sorgfaltspflicht**
Sorgfalt beschreibt in der Rechtswissenschaft die Rechtspflicht von Rechtssubjekten, sich nach den Rechtsnormen zu verhalten. Sorgfalt ist nicht legal definiert, aber eine feste Begrifflichkeit in den Lieferkettengesetzen und der CSRD.
▶ Kap. 4.3

**Soziale Nachhaltigkeit**
Soziale Nachhaltigkeit ist eine Teildisziplin der Nachhaltigkeitswissenschaft und behandelt ganz allgemein die sozialen Aspekte der Nachhaltigkeit. Sie existiert im Drei-Säulen-Modell neben der ökonomischen und ökologischen Ebene.
▶ Kap. 1.2

**Sustainable Development Goals (SDGs)**
Die 17 Ziele für nachhaltige Entwicklung (SDGs) sind politische Zielsetzungen der Vereinten Nationen, die weltweit der Sicherung einer nachhaltigen Entwicklung auf ökonomischer, sozialer sowie ökologischer Ebene dienen sollen.
▶ Kap. 1.1

**Stakeholder**
Siehe Interessenträger
▶ Kap. 4.2

**Stakeholderanalyse**
Stakeholder oder Interessenträger sind Personen(-gruppen), Organisationen, Interessensgemeinschaften etc., die den Erfolg eines Unternehmens beeinflussen (können). Mittels der Stakeholderanalyse können diese erfasst und nach Faktoren wie Wichtigkeit und Einfluss für das Unternehmen sortiert werden. Die Stakeholderanalyse zählt zu den wichtigsten Methoden im Projektmanagement. Sie kann in vier Schritten erarbeitet werden, in dem die Stakeholder identifiziert, die Beziehungen dargestellt, der Einfluss analysiert und Schlussfolgerungen abgeleitet werden.
▶ Kap. 4.2

### Stille Interessenträger
Der stille Interessenträger Natur kann in Form von Umweltdaten und Daten zur Erhaltung der Arten in die Bewertung der Wesentlichkeit einfließen. Wissenschaftliche Studien u. ä. Quellen dienen als Informationsbasis, um die ökologischen Auswirkungen, Risiken und Chancen in der Wesentlichkeitsanalyse und in Entscheidungsprozessen zu berücksichtigen.
▶ Kap. 4.2

### Sustainable Finance Disclosure Regulation (SFDR)
Die SFDR definiert nachhaltigkeitsbezogene Offenlegungspflichten im Finanzdienstleistungssektor.
▶ Kap. 3.2

### Top-down Politik
Der Top-down-Ansatz steht dem Bottom-up-Ansatz gegenüber: Diese Prozesse wirken »von oben nach unten«.
▶ Kap. 1.1

### Task Force on Climate-related Financial Disclosures (TCFD)
TCFD steht für Task Force on Climate-related Financial Disclosures, deutsch: Arbeitsgruppe für klimabezogene Finanzberichterstattung. Es handelt sich dabei um eine von der Financial Stability Board (FSB) ins Leben gerufene Initiative, die im Jahr 2015 gegründet wurde. Ziel der TCFD ist es, Unternehmen dazu zu bewegen, ihre Risiken und Chancen im Zusammenhang mit dem Klimawandel offenzulegen. Die TCFD hat einen Rahmen entwickelt, der Unternehmen dabei helfen soll, ihre klimabezogenen Risiken und Chancen zu identifizieren und darüber zu berichten. Der Rahmen besteht aus vier Kategorien: Governance, Strategie, Risikomanagement und Kennzahlen. Unternehmen sollten in jedem dieser Bereiche Informationen bereitstellen, um ein umfassendes Bild der klimabezogenen Auswirkungen auf ihr Geschäft zu vermitteln. Mittels der TCD sollen Maßnahmen ergriffen und dokumentiert werden, um ihre Geschäftsmodelle an die veränderten Bedingungen anzupassen. Indem sie ihre klimabezogenen Risiken offenlegen, können Unternehmen Investoren und anderen Interessengruppen zeigen, dass sie diese Herausforderung ernstnehmen und bereit sind, Maßnahmen zu ergreifen. Dies kann dazu beitragen, das Vertrauen in das Unternehmen zu stärken und Investitionen anzuziehen.
▶ Kap. 3.1

## TotEx

TotEx gibt den Anteil der ökologisch nachhaltigen Umsatzerlösen an den gesamten Umsatzerlösen eines Unternehmens an. Er ist in der EU-Taxonomie definiert, die wiederum auch definiert, welche wirtschaftlichen Tätigkeiten als ökologisch nachhaltig gelten.
▶ Kap. 3.2, ▶ Kap. 5

## Transformationsprozesse

Transformationsprozesse beschreiben die Bewegung vom aktuellen Zustand (IST) hin zu einem angestrebten Ziel-Zustand (SOLL). Der Begriff Transformation beschreibt einen Prozess, der – einmal angestoßen – nicht mehr zum Stillstand kommt. Notwendig ist dieser Veränderungsprozess unter anderem, weil bisherige Geschäftsmodelle an die Grenzen ihres Wachstums stoßen. In ihrem Kerngeschäft können Unternehmen somit teils nicht mehr profitabel bleiben.
▶ Kap. 2.1

## UNCED

1992 fand die Konferenz der Vereinten Nationen zu Umwelt und Entwicklung (UNCED) in Rio de Janeiro statt. Es war die erste große internationale Konferenz, die Umwelt und Entwicklung integrierte. An ihr nahmen neben Staatsvertretern auch Vertreter von über hundert Nichtregierungsorganisationen teil. Aus ihr ging das globale Handlungsprogramm der UN für das 21. Jahrhundert, die Agenda 21, hervor. Diese war Vorbild der Lokalen Agenda 21, das auf regionaler Ebene mit dem Motto »Global denken – lokal handeln!« Umsetzung fand.
▶ Kap. 1.1

## UN-Leitprinzipien

2011 wurden die UN-Leitprinzipien für Wirtschaft und Menschenrechte vom UN-Menschenrechtsrat verabschiedet. Die Leitprinzipien unterteilen sich in die drei Säulen Schutz, Achtung und Wiedergutmachung und enthalten verpflichtende Aufgaben für Staaten und Empfehlungen für Unternehmen und Staaten.
▶ Kap. 3.1

## UN Global Compact

Der UN Global Compact zwischen Nichtregierungsorganisationen, Staaten und Unternehmen dient dazu, die Globalisierung sozialer und ökologischer zu gestalten. Das UN Global Compact Netzwerk Deutschland (UN GCD) hat über

1.000 Teilnehmern.
▶ Kap. 1.1

### UN-Prinzipien für verantwortliches Investieren
Die UN-Prinzipien für verantwortliches Investieren (UNPRI) sind eine 2006 gegründete Investoreninitiative in Partnerschaft mit der Finanzinitiative des UN-Umweltprogramms UNEP und dem UN Global Compact. Unterzeichner verpflichten sich freiwillig zu sechs Prinzipien für verantwortungsvolle Investments. So tragen Unterzeichner zu einem nachhaltigeren globalen Finanzsystem bei.
▶ Kap. 3.1

### Wertschöpfungskette
Die Wertschöpfungskette stellt die Liefer- und Interaktionsbeziehungen in einem wirtschaftlichen Produktionsprozess dar.
▶ Kap. 4.3, ▶ Kap. 5.1

### Wesentlichkeit
Der Begriff der Wesentlichkeit stammt aus der angloamerikanischen Rechnungslegung (Materiality). Er besagt, dass im Jahresabschluss alle Tatbestände offengelegt werden müssen, die wesentlich sind. Die Auswahl der wesentlichen Tatbestände muss begründet werden. Zur Einführung der CSRD wurde er oft fälschlicherweise mit Materialität übersetzt.
▶ Kap. 3.1

### Wesentlichkeit der Auswirkungen
Unter Auswirkungswesentlichkeit, englisch: Impact Materiality, wird eine »wesentliche Auswirkung« verstanden. Damit können die externen Auswirkungen gemeint sein, die auf die Aktivitäten einer Unternehmung oder Organisation wirken, und Auswirkungen, die das Unternehmen auf seine Umgebung, beispielsweise auf Gemeinschaften und die Umwelt, haben.
▶ Kap. 4.1

### Wesentlichkeitsanalyse
Die Wesentlichkeitsanalyse nach Doppelter Wesentlichkeit ist ein Instrument, um im Rahmen der Nachhaltigkeitsberichterstattung nach CSRD/ESRS die Berichtsinhalte der themenspezifischen Standards zu definieren. Dafür werden die relevanten Nachhaltigkeitsaspekte auf Basis eines Stakeholderdialogs erarbeitet und anschließend bewertet. Somit dient die Wesentlichkeitsanalyse als Grundlage für die Nachhaltigkeitsberichterstattung und wird angewendet,

um festzustellen, welche Nachhaltigkeitsaspekte die meisten Auswirkungen haben oder von größter finanzieller Bedeutung sind. Die Relevanz und Priorisierung sowie die methodische Vorgehensweise muss im Nachhaltigkeitsbericht dokumentiert werden.
▶ Kap. 4.1

**Wesentlichkeitsmatrix**
Die Wesentlichkeitsmatrix dient der visuellen Darstellung der Ergebnisse der Wesentlichkeitsanalyse, um die Bewertung der Nachhaltigkeitsaspekte zu überprüfen und als Diskussionsgrundlage zu dienen. Es gibt mehrere Formen der Visualisierung, wobei sich die Darstellung der Aspekte entlang der Y-Achse (Auswirkungs-Wesentlichkeit) und der X-Achse (Finanzielle Wesentlichkeit) durchgesetzt hat.
▶ Kap. 4.2

**Who Cares Wins**
Im Rahmen des Global Compacts definierten 2004 die UN zusammen mit internationalen Finanzinstitutionen die Bereiche der Nachhaltigkeit: Umweltschutz, Soziales und Organisationsführung (ESG). In dem Bericht »Who Cares Wins« konstatieren sie, dass Unternehmen, die diese drei Bereiche in ihre Investitionsentscheidungen einbeziehen, kompetitiv besser dastehen werden. Deshalb empfahlen sie, Nachhaltigkeitskriterien in allen Bereichen der Wirtschaft Beachtung zu schenken.
▶ Kap. 1.1

**7. Novellierung der MaRisk**
Das vorrangige Ziel der 7. Novellierung der MaRisk ist es, die Leitlinien der Europäischen Bankenaufsichtsbehörde (EBA) für die Kreditvergabe und Überwachung umzusetzen, um die Investitionen in Tätigkeiten zu lenken, die eine Transformation der Wirtschaft Richtung Nachhaltigkeit unterstützen.
▶ Kap. 2.2, ▶ Kap. 3.2